CW00521456

NEUROMARKETING

Le guide complet pour comprendre
les différents processus mentaux et
décisionnels du consommateur et
augmenter de façon exponentielle
les ventes en ligne et hors ligne.

JAMES PETIT

cas, aucune responsabilité juridique ou blâme ne sera retenu contre l'éditeur pour toute réparation, dommages-intérêts ou perte monétaire en raison des informations en l'espèce, directement ou indirectement.

Les auteurs respectifs possèdent tous les droits d'auteur non détenus par l'éditeur.

Les informations contenues dans les présentants sont offertes uniquement à des fins d'information et sont universelles en l'espèce. La présentation de l'information est sans contrat ni aucune garantie.

Les marques utilisées sont sans aucun consentement, et la publication de la marque est sans autorisation ni soutien par le propriétaire de la marque. Toutes les marques et marques de ce livre sont à des fins de clarification seulement et sont la propriété des propriétaires eux-mêmes, non affiliés à ce document.

TABLEAU DES MATIÈRES

INTRODUCTION

Le marketing, c'est reconnaître les habitudes, les désirs et les motivations des clients, puis créer une expérience qui s'aligne sur tous ces points. C'est pourquoi lors de l'écriture de copie, j'insiste toujours sur les points de douleur de vos clients, et pourquoi les annonceurs essaieraient n'importe quel format d'annonce différent sous le soleil pour voir ce que leurs auditoires réagissent.

Ceci suggère que les spécialistes du marketing avec une compréhension profonde du comportement des consommateurs et de la psychologie seront généralement les plus réussis à developing forte, client-centered stratégies. Le neuromarketing amène cette idée à une toute nouvelle étape, car elle vous permet de construire des matériaux de marketing qui communiquent à partir d'une position cognitive avec votre public.

Le marketing en tant que discipline comprend toutes les actions qu'une entreprise entreprend pour attirer et maintenir les relationsdesclients. Le réseautage avec des clients potentiels ou passés fait également partie dutravail. Il peut s'agir d'écrire des courriels pour vous remercier, de jouer au golf avec des clients potentiels, de retourner rapidement des appels et des courriels, et de rencontrerdes clients pour des frais de cof ou unrepas.

À son niveau le plus fondamental, le marketing vise à faire correspondre les produits et services d'une entreprise aux clients qui veulent avoir accès à ces produits. En fin de compte, l'appariement des produits aux clients assure la rentabilité.

Nous allons passer en compte tout ce que vous devez savoir sur Neuromarketing dans ce livre et comment vous pourriez l'utiliser pour analyser et finalement influencer la décision d'achat de vosclientss.

CHAPITRE 1 : LE CERVEAU ET LES NEUROSCIENCES

L'étude du cerveau in neurosciences. Peut-être que le cerveau est le dispositif le plus dynamique et complexe qui existe, l'organisation et la production de presque toutes les parties de notre expérience consciente. Dans notre corps, le cerveau n'est pas seulement un autre organe. Nous sommes notre cerveau. Tout cela va à dis-le'est assez essentiel.

Au fil des ans, pour mieux le comprendre et, par conséquent, mieux nous comprendre, les neuroscientifiques ont cherché à expliquer les complications et à lisser les subtilités du cerveau.

Les neurosciences modernes ont commencé par découvrir les neurones à la fin du XIXe siècle (plus d'informations ci-dessous), mais la première recherche cérébrale enregistrée remonte aux hiéroglyphes de l'Égypte ancienne. Un médecin a noté une liste de blessures à la tête à l'époque, a énuméré les traitements possibles, et a créé le premier exemple du mot pour « cerveau ».

Bien qu'il ait fallu un certain temps pour passer du « cerveau » au « neurone », depuis lors, l'incompréhension des foulées a été plus rapide et plus fréquente. Nous passerons en revue les éléments fondamentaux des neurosciences modernes ci-dessous.

QU'EST-CE QUE LES NEUROSCIENCES?
Les neurosciences sont un amalgame des disciplines de la médecine, de l'évolution et de l'informatique, favorisant une meilleure compréhension de la façon dont les plus de 85 milliards de cellules nerveuses du cerveau humain naissent, comment elles évoluent et comment elles interagissent façonnent les pensées et les comportements humains.

Faits simples sur le cerveau

Le cerveau se compose de nombreuses parties distinctes: le cerveau, le tronc cérébral, et le cervelet, notamment. Il y a six régions de cerveau dans le cerveau, qui couvrent deux hémisphères. Du point de vue extérieur du cerveau (montré dans l'image ci-dessus), quatre de ces régions peuvent être vues : les lobes frontaux, pariétals, occipital, et temporels. Les deux autres lobes sont situés à l'intérieur ducerveau, les lobes limbiques et insulaires.

Le cortex est appelé la partie la plus externe du cerveau (ou parfois le néocortex). Cela comprend une feuille de neurones qui s'enroule sur tous les lobes du cerveau eti s environ 1,5-3 mm d'épaisseur.

Les neurones sont les principaux communicateurs ducerveau. They sont impliqués dans la transmission de messages d'une zone à l'autre, éventuellement l'activation des actes, le stockage et la récupération des souvenirs, et de générer le sentiment d'être, bien, vivant. À l'intérieur du cortex, et d'autres régions dans les lobes limbiques et insulaires, un réseau dense de neurones sont situés. Les neurones envoientdes messages, et cette communication est assistée et facilitée par plusieurs cellules other, appelées cellules gliales.

Quatre des sections les plus essentielles et les plus étudiées du cerveau sont les suivantes :

Dans diverses fonctions cognitives, y compris la concentration, la prise de décision, l'organisation d'activités complexes et le contrôle des actions sociales, le cortex frontal (situé à l'avant même du lobe frontal) joue un rôle. En règle générale, c'est ce qu'on appelle la fonction exécutive.

Dans le traitement moteur (le sens du toucher) et la coordination motrice (mouvement), le center du cerveau (dans le lobe pariétal, à peu près juste après la limite du cortex frontal) est impliqué. Ce ne

—
8

sont pas les seules zones du cerveau qui s'engagent dans ces processus,mais ils sont les principaux acteurs.

Insight est impliqué dans le cortex occipital, qui a plusieurs couches différentes, dont chacune traite un aspect différent que visuallié perçoit l'environnement.

Les lobes temporels sont principalement discutés dans le langage pour leurpertinence. Le côté gauche du cerveau dispose des régions de Wernicke et Broca, impliqués dans la compréhension de la parole et ledéveloppement de la parole, respectivement (il ya un peu plus complexeque cela semble indiquer, mais t il concept généraldétient).

Il existe de nombreuses autres régions notables dans le cerveau, y compris les ganglions basiques (un groupe de régions impliquées dans le choix des actions), l'hippocampe (impliquédans - traitementde la mémoire), et l'amygdale (impliqué dans le traitement de la peur).

Selon la façon dont vous les regardez de près (par exemple,le « Grand-mère / Jennifer Aniston » neurone), il ya beaucoup d'autres domaines essentiels et intéressants du cerveau qui deviennent de plus en plus spécialisés, mais en passant par chacun est hors de portée de ce que nous allons discuter ici. La chose cruciale à retenir n'est pas d'où chaque action semble provenir, mais plusieurs composants du cerveau peuvent conduire chacun- aucune pensée ou action est une île.

BRANCHES DES NEUROSCIENCES
Il existe plusieurs domaines distincts des neurosciences,de l'informatique à la pharmacologie, aux neurosciences moléculaires et bien au-delà. Deux des divisions les plus populaires seront expliquées ci-dessous : les neurosciences cognitives et comportementales.

Neurosciences cognitives

L'étude scientifique des substrats biologiques influençant la cognition et les processus mentaux concerne les neurosciencescognitives. Il traite de questions telles que la façon dont l'activité neuronale dans le cerveau reflète psychological / fonctions cognitives.

La neuroimagerie fonctionnelle (IRMf, PET), l'électroencéphalographie (EEG), la génétique comportementale et les études de lésion sont des techniques courantes de collecte de données utilisées par lesneuroscientifiques cognitifs.

Neurosciences ral Behavio

Inversement, les neurosciences comportementales (aussi connues sous le nom de biopsychologie) abordent l'effet du système nerveux sur le comportement humain sur l'attention, la cognition, la motivation, la performance, l'apprentissage, la mémoire et les manifestations. Les expériences en neurosciences comportementales se concentrent sur la relation entre le cerveau et le comportement dans les milieux actual ou simulés.

LE SYSTÈME NERVEUX ET LE CERVEAU

Par l'intermédiaire d'un conglomérat complexe de cellules et de nerfs qui transmet des informations dans les deux sens entre le cerveau, la moelle épinière, les organes et les membres, le corps estlié au cerveau.

Le système nerveux central (SNC) est connu pour être le cerveau et la moelle épinière car il intègre toutes les entrées entrantes de capteurs et effecteurs et moduretarde la fonction du corps.

Le système nerveux périphérique (PNS), d'autre part, se compose de systèmes somatiques et autonomes responsables de la stimulation volontaire des muscles squelettiques et la régulation involontaire des fonctions du corps telles que la fréquence cardiaque, la digestion, la respiration, la réaction des pupilles, la miction, et l'excitation sexuelle.

CONCEPTS DE BASE EN NEUROSCIENCES

« Les « concepts de base en neurosciences » suivants sont les principes de base de cette discipline fascinante, selonla Society for Neuroscience :

- Le cerveau est l'organe le plus compliqué du corps.
- À l'aide de signaux électriques et chimiques, les neurones interagissent.
- La base du système nerveux est des circuits génétiquement déterminés.
- Les expériences de vie modifient le système nerveux.
- Comme le cerveau raisons, prépare et résout les problèmes, la connaissance émerge.
- Le cerveau permet de transmettre l'information par la langue.
- Le cerveau humain nous donne un désir naturel d'apprendre comment le monde fonctionne.
- Les découvertes fondamentales facilitent la vie sûre et la gestion des maladies.

DOMAINES DE RECHERCHE DE PREMIER PLAN QUI S'APPLIQUENT AUX NEUROSCIENCES

Il y a eu une augmentation significative de l'application des neurosciences dans divers domaines de recherche. Les 10 principaux domaines de recherche, selon Frontiers in Neuroscience, sont les suivants :

- Psychiatres
- physiologie

- Sciences comportementales
- Pharmacologie, pharmacie
- Biochimie, biologie moléculaire
- Psychologie, métabolisme, endocrinologie,

Radiologie, nuclear médecine, imagerie en médecine

- ophtalmologie
- zoologie
- immunologie
- Gériatrie, gérontologie

Dans des domaines tels que l'UX, les interactions machine-homme, le comportement des clients et le neuromarketing, les neurosciences n'ont pas influencé les applications commerciales. Dans de plus en plus de cas d'utilisation industrielle, les neurosciences sont utilisées pour obtenir un avantage concurrentiel.

CHAPITRE 2: NEUROMARKETING

Que signifie Neuromarketing ? Comment votre cerveau réagit à l'image de marque

« Rien n'est aussi puissant qu'une idée dont le temps est venu. » — Victor Hugo. Hugo n'a pas parlé de la façon dont Neuromarketing est construit pour changer l'avenir de l'expérience client tout en réduisant l'inexpérience écartavec la puissance de l'IA, machine learning, et l'Internet des objets.

C'est clair.

Mais même le sentiment s'applique.

Plus les neuroscientifiques en apprennent davantage sur le cerveau; psychologues sociaux understand plus le consommateur behavior. T il plusde spécialistes du marketing peuvent appliquer ces observations à l'image de marque et le renforcement de la confiance desclients, plus ils comprennent t ilpotentiel de Neuromarketing.

L'image de marque efficace estfocu sed sur une connexion émotionnelle.

Avec la transformation de l'économie de l'expérience, une bonne image de marque se caractérise de plus en plus par l'engagement et la connexion émotionnelle des valeurs des consommateurs. Pour plus de 80 % des entreprises qui prévoient de soutenir la concurrence en partie ou en partie en fonction de l'expérience client, les connaissances en neuromarketing deviendront de plus en plus essentielles.

Combinez ces objectifs avec la dure réalité de l'écart d'expérience,où 86 % des entreprises croient offrir d'excellentes expériences client. Pourtant, seulement 8 % des consommateurs ressentent la même chose, et ee défi devient lachance.

L'innovation responsable de combler l'écart d'expérience sera guidée par une compréhension réaliste de la perception et du comportement des consommateurs. Il est facile de comprendre pourquoi le marché et la demande de technologie de neuromarketing devraient augmenter régulièrement d'ici 2023 et au-delà.

QUE SIGNIFIE LE NEUROMARKETING ?

Le neuromarketing est l'étude empirique de la façon dont l'image de marque et la publicité réagissent au cerveau. Neuromarketing intègre des points de vue de:

- neurosciences
- Économie comportementale
- Psychologie sociale

Ces résultats sont appliqués pour évaluer et optimiser l'efficacité des aspects marketingde variou, notamment :

- Conception du produit
- Marque
- Pratiques marketing

Que se passerait-il si l'affichage de la lumière neuronale pouvait être vu lorsque les consommateurs communiquent avec votre marque? Que faire si vous pouviez voir exactement comment les clients réagissent ou une partie de votre organisation à vos stratégies de marketing, le personnel de vente, et les représentants du service à la clientèle? Quand ils parlent à leurs amis de votre entreprise, quelles zones de leur cerveau s'allument?

Une meilleure compréhension et empathie pour vos clients vous permettra de prédire leurs actions avec plus de précision et de fournir les meilleures expériences client possible.

Le neuromarketing est plus grand que de faire des publicités accrocheurs et des signaux persuasifs. De la cohésion des cadres à une meilleure coordination interfonctionnelle et à un meilleur travail d'équipe, en plus d'optimiser l'expérience des employés et des consommateurs, les connaissances acquises sur le comportement humain peuvent être étendues à l'ensemble de l'entreprise.

Psychologie, neurosciences et marketing entrent dans un bar...

Sauf qu'il n'y a pas de blague à ce sujet. Si votre esprit flashé avec des variations de cette ligne d'ouverture, alors vous venez d'assister à une partie de votre système 1 cerveau au travail comme il a fait défiler vos archives d'impressions similaires, sentiments, souvenirs et émotions, tous marqués et linked dans vos zones réseau neuronal.

Système 1 est assez fort pour avoir aidé les humains à vivre pendant des siècles. Aujourd'hui, il est toujours avec nous, l'obtention et le tri des entrées sensorielles, le décodage et de déterminer ce qui vaut la peine de s'enthousiasmer et ce qui ne l'est pas. Une grande partie de cela se produit avant de monter à notre esprit conscient comme une pensée,un mouvement eà un niveau précoce.

La méthode 1 est basée sur le sucre, les raccourcis mentaux (heuristique), les émotions brutes et le bon café. Ici, les marques les plus populaires construisent leurs fondations.

A propos de pourquoi ? Puisque toutes les émotions du système 1 guident notre prise de décision et notre action. En particulier pour les annonceurs et tous ceux qui s'intéressent à nature humain, ce n'est pas une découverte.

Dans les années 1970, Kahneman et Tversky ont fait des recherches sur la façon dont les individus font deschoix. En tant que système 1 et système 2, ils démontrent notre fonction cérébrale et nos actions.

Le système 1 est émotionnel, instinctif, intuitif, associatif. Uchanter heuristique ou raccourcis mentaux pour soulager la charge cognitive et économiser du temps et de l'énergie s'est adapté à faire des décisions rapides formés sur l'habitude.

Le système 2 est logique, lent, délibératif et parfois paresseux; il est heureux de laisser la plupart du travail être fait par le système 1. Système 1 est street smart, et le livreintelligent est système 2.

Les modèles traditionnels du marché étaient considérés comme un client pleinement rationnel qui devait être assuré de la collection complète de faits froids et durs et de reaspratiques étanches par une délibération rigoureuse.

En réalité, à un niveau implicite, les gens prennent des décisions basées sur des émotions et des sentiments, ce qui signifie que nous ne pouvons pas expliquer why nous choisissons .

Le système 1 traite l'entrée sensorielle, organise les expériences et, par association, il est logique. Mais elle est vulnérable aux effets trompeurs et potentiellement trompeurs de l'amorçage, aux signaux environnementaux et aux lacunes des préjugés qui sautent directement vers des conclusions et des décisions hâtives en raison de l'absence de raisonnement conscient.

Depuis longtemps, annonceurs et psychologues ont reconnu cette faiblesse. Je me demande quelle partie du cerveau après une folie de fin de nuit d'achats impulsifs s'allume avec le remords de l'acheteur. (Demander un copain).

Ouais, mais comment ça marche avec Neuromarketing ? Et est-ce que ça marche ?

Certaines stratégies de neuromarketing sont basées sur la recherche actuelle sur l'interface utilisateur et la technologie de mesure biométrique utilisée pour recueillir de l'information par :

- Suivi des yeux
- Surveillance de l'expression faciale
- Activité électrodermique
- temps de réponse

Respiration et fréquence cardiaque pour étudier les réactionsphysologiques aux stimuli

Les contributions des technologies de neurosciences telles que l'électroencéphalographie (EEG), l'imagerie par résonance magnétique fonctionnelle (IRMf) et la magnétoencéphalographie (MEG), qui surveillent les réponses neuronales, peuvent expliquer les réactions des participants qui peuvent rester implicites.

Comprendre les réponses positives ou négatives aux stimuli sensoriels tels que les couleurs, les sons et d'autres caractéristiques aidera les annonceurs et les concepteurs de produits à modifier plus efficacement la conception et le marketing pour influencer les consommateurs.

De tels développements ne sont pas si récents. Et leur potentiel n'est pas un nouveau concept pour une connaissance approfondie des consommateurs. Depuis des décennies, le neuromarketing fait l'objet de débats théoriques, et depuis le milieu des années 2000,la recherche se fait.

Les chercheurs ont testé les effets de l'image de marque avec de grandes marques de Coca-Cola, Pepsi, Apple, et beaucoup d'autres utilisant EEG et fMRI machines pour évaluer la réponse neuronale.

Frito-Lay souhaitait que leur part de marché parmi les femmes augmente. Leur recherche d'IRMf a révélé que l'emballage brillant activé la région du cerveau, créant des sentiments de remords et de honte. Cette expérience a contribué à la refonte de l'emballage pour déplacer les sacs d'une finition brillante à un tapistefinition, augmentant les ventes.

Pour la première fois, retour: Un portrait de Neuromarketing comme une jeune discipline.

Neuromarketing n'a pas encore complètement évolué,mais je t a parcouru un long chemin en seulement quelques années. Encore 5 à 10 ans feraient toute la différence. À mesure que la technologie s'améliorera et que les entreprises seront concurrentielles, le coût prohibitif baissera. Des résultats plus précis, utiles et réalistes ainsiqu'un aperçu ctionnable créeront.

Certains s'opposentà n euromarketing comme futile parce qu'ils le voient comme simplement vérifier ce qui est déjà compris dans les études de marketing conventionnel. Si l'on s'attend à ce que la zone soit complètement développée, il pourrait être juste de l'écrire. Pourtant, Neuromarketing est à venir dans son en ce moment.

Les neurosciences et les outils disponibles pour les neurosciences et le marketing continuent de croître. Cela rend la validation de la prise de conscience actuelle ressemble beaucoup à la confirmation du potentiel d'évolution et de maturité de Neuromarketing.

En attendant, une utilisation constructive serait de reconnaître les inévitables questions éthiques et réglementaires telles que la confidentialité et la protection des données, en particulier avec le GDPR et les scandales de violation de données en cours si frais dans notre mémoire culturelle numérique.

Neuromarketing a un vastepotentiel pour innover davantage dans la transformation de l'entreprise numérique et élever ce que signifie être une entreprise intelligente. Avec une compréhension de plus en plus approfondie des besoins, des préférences, des désirs, des intentions etdes habitudes de vos clients déjàrobustes, l'avantage concurrentiel donné par cette nouvelle dimension de knowledge client est difficile à surestimer.

La capacité de Neuromarketing à inaugurer la prochaine génération de CX alors que les valeurs et l'économie émotionnelle continuent de se développer est le développement d'expériences émotionnelles exceptionnelles qui sont individualisées à une échelle inégalée, d'une manière acceptable et éthiquement transparente qui plaît à vos clients tout en reconnaissant, en respectant et en s'alignant sur leurs valeurs et aspirations. Fermer la différence d'expérience n'est que le début.

FONCTIONNEMENT : TECHNOLOGIES DE NEUROMARKETING

Il existe différentes façons de cartographier et de surveiller les changements cérébraux qui signalent le comportement, notamment :

- Codage facial, qui détecte les plus petits mouvements musculaires que les gens répondent aux stimuli.
- Les correspondances eye-tracking où les individus regardent comme ils participent à un morceau de matériel. Cela crée des cartes thermiques où l'attention des individus est définie.
- L'imagerie par résonance magnétique fonctionnelle (IRMf) teste l'apport en oxygène du cerveau dans différentes régions du cerveau. Cela illustre la participation aux sujets et la façon dont le cerveau réagit aux stimuli.
- EEG : Les minuscules courants électriques transmis entre les cellules cérébrales sont calculés par un test d'électroencéphalogramme (EEG). L'avantage d'une IRM, c'est qu'elle est plus compacte, ce qui signifie que les gens

peuvent, par exemple, être contrôlés dans les magasins ou les cinémas.

QU'EST-CE QUE NEUROMARKETING NOUS DIT SUR LES DÉCISIONS D'ACHAT?

Alors, que pouvons-nous comprendre, et comment can marketing être appliqué àcela?

Le cerveau reptilien

Il est préférable de penser que le cerveau a trois sections, neuromarketing dit. Le cerveau logique (souvent appelé le cerveau reptilien), le cerveau émotionnel et le cerveau instinctif. En répondant aux stimuli et aux actions,nous finons par prendre; chaque partie joue un rôle distinct. Ce qui est intéressant ici, c'est que les compréhensions conventionnelles de la prise de décision ont complètement mal évalué la valeur de notre cerveau reptilien.

Le cerveau reptilien est l'une des sections les plus anciennes du cerveau, ayant évolué dans la chaîne évolutionnaire des millions et des millions d'années avant homo sapiens parcouru la planète. Ses caractéristiques sont les suivantes :

- Il fonctionne extrêmement vite mais est limité.
- Il se concentre sur le présent et n'a aucun sens du passé ou de l'avenir.
- Il est toujours en cours, répondant au monde tout autour d'elle.

La régulation des fonctions essentielles du corps comme la respiration et la digestion, mais même nos réflexes de combat ou de vol est inconscient.

Nous n'en avons aucune maîtrise.

Beaucoup de nos réactions à la matière que nous voyons sont contrôlées par le cerveau reptilien. Il abrite des conducteurs subconscients qui nous font répondre d'une manière hors de notre contrôle à certains messages, images ou sons.

Autres constatations

- Éviter la douleur est un meilleur facteur de motivation que de chercher du plaisir
- L'œil dessine les visages différemment des autres graphiques.
- Le contenu qui peut être reconnu individuellement par les clients est considéré plus favorablement.
- Les taux de nombres ronds (p. ex. £ 100) sont plus facilement traités, mais des nombres tels que £ 99,99 sont considérés comme une meilleure valeur.
- Certaines couleurs sont liées à des réactions émotionnelles uniques.

TECHNIQUES DE NEUROMARKETING POUR SE RÉFÉRER AU MARKETING NUMÉRIQUE

Il est encore très coûteux de mener des recherches de neuromarketing, il est donc très bien un domaine dans ses stades infantiles. Il évoluera au fur et à mesure que la technologie nécessaire pour tester le cerveau progressera et deviendra plus largement disponible. Mais on ne peut nier beaucoup de promesses. Pour l'instant, voici quelques stratégies pour Neuromarketing que vous pouvez essayer dans votre marketing.

Aversion pour la perte

La douleur psychologique de perdre quelque chose est deux fois plus forte que la joie d'obtenir quelque chose, la recherche montre. L'aversion à la perte se réfère à la propension des individus à être conquis par l'idée de ne pas avoir à souffrir de cette douleur ou loss.

Fomo, si tristement tristement vu dans le cas du Black Friday, en est un exemple clair. Les acheteurs affluent pour obtenir les nouvelles offres non pas parce qu'ils ont besoin des marchandises proposées, mais parce qu'ils sont faits pour penser qu'ils seraient perdants, et ils ne peuvent pas supporter de manquer l'affaire. Quand ils énumèrent quand un article est à court en stock, Amazon utilise ee même stratégie de neuromarketing.

Mais comment les annonces peuvent-elles être appliquées à cela ? Vous pouvez essayer d'utiliser une terminologie qui met en évidence les points de douleur d'un client plutôt que les avantages. Bien trop souvent, les produits ou services logiciels, en particulier dans le monde du marketing technologique B2B, sont vendus aux consommateurs en relayant une longue liste d'avantages. Pourquoi ne pas essayer une autre chose? Pourquoi ne pas utiliser un marketing qui met l'accent sur le point de douleur devos consommateurs et montre comment votre article peut aider à prévenir ladouleur.

Paralysie décision

Parfois, les gens ont de la difficulté à prendre des décisions d'achat. La théorie de la paralysie décisionniste explique pourquoi notre cerveau est victime d'une pensée excessive et d'un gel dans l'inaction ou d'un état de paralysie de choix face à trop de choix.

Les sujets d'essai ont été invités àchoisir unbourrage fa vorite dans une expérience célèbre. À partir de 24 confitures distinctes, un groupe a été fait pour sélectionner, et ils ont eu du mal à choisir. L'autre catégorie étant donné moins d'options (6 confitures) a trouvé facile de sélectionner leur favori.

La leçon à en tirer est que ce que vous avez à donner peut être ruiné par trop de variété. C'est particulièrement le cas pour les entreprises technologiques. Il existe une grande variété de services à la disposition de nombreuses entreprises de services informatiques gérés ou professionnels. Préfèrent souvent les présenter comme la longue et parfois compliquée liste du client, qui est non seulement déroutante, mais peut conduire à la paralysie de cet état de décision. Vous pouvez obtenir de meilleurs résultats en trouvant un moyen de désencombrer la liste des services que vous fournissez ou de regrouper l'offre en bson qui sont plus simples à absorber.

Get à l'intérieur de la têtedevos clients

Avec Neuromarketing, il y a beaucoup à apprendre. Plus d'informations sur vos clients vous aideront à décider de la meilleure façon de les commercialiser. Et, bien qu'il semble impossible que vous pouvez vous permettre de mettre en place vos expériences fMRI ou EEG, vous pouvez garder une trace et utiliser les derniers développements dans le domaine de neuromarketing dans vos efforts de marketing.

Votre patron peut avoir augmenté votre budget dans le passé, avant le contenu et le marketing des médias sociaux, et vous a dit d'acheter plus de publicité, parrainer des activités supplémentaires, ou jeter votre logo sur un banc d'arrêt de bus. Pourtant, dans le monde d'aujourd'hui, le plus grand défi des spécialistes du marketing est d'obtenir de meilleurs résultats tout en investissant moins d'argent.

COMMENT POUVONS-NOUS RELEVER CE DÉFI?
Vous pouvez reconsidérer vos tactiques en utilisant Neuromarketing et produire des annonces plus intelligentes qui amélioreront l'efficacité de vos efforts. L'objectif est de comprendre comment fonctionne le cerveau de vos clients et quel impact vos annonces peuvent avoirsur la population deconsommateurs.

Roger Dooley, auteur du blog Neuromarketing depuis 2005, identifie 100 strategies pour convaincre et persuader.

Dooley reste loin du vocabulaire technique en elle et se concentre sur les conseils réalistes marketing ont besoin pour obtenir leurs propositions de travailler dans le scénario et / ou le budget de presque every affaires.

Les consommateurs déterminent inconsciemment ce qu'ils veulent, combien ils peuvent payer, et peut-être même ce qu'ils sont attirés par les activités publicitaires tous les jours. Comprendre cela est le secret pour obtenir des résultats pour moins.

QU'EST-CE QUE LE NEUROMARKETING FONCTIONNE ET COMMENT FONCTIONNE-T-IL?

Il y a deux perspectives d'enregistrement de base' behavior avec leurs avantages et inconvénients : imagerie par résonance magnétique fonctionnelle (IRMf)une électroencéphalographie d (EEG).

L'utilisation del'IRMf consiste à utiliser un aimant puissant pour surveiller le flux sanguin de la pluie b pendant que les sujets répondent aux indications audio et visuelles. Cela permet aux examinateurs d'atteindre une partie profonde du cerveau connue sous le nom de « pleasure center» et aide les annonceurs à comprendre comment les individus réagissent à leur travail.

Son prix et ses inconvénients sont les chutes de l'IRMf. L'équipement (jusqu'à 1 000 $ l'ordinateur par heure) est très coûteux àutiliser, et les sujets doivent encore se trouver dans une grosse machine.

De l'autre côté, EEG est beaucoup moins cher que l'IRMf, et il permet également le mouvement en utilisant un bouchon d'électrodes connected au cuir chevelu de l'échantillon.

Par des fluctuations d'activité, ces électrodes mesurent les ondes électriques générées par le cerveau et permettent aux chercheurs de suivre les émotions instinctives telles que la rage, l'excitation, la tristesse et la luxure.

Contrairement à l'IRMf, cependant, EEG ne donne pas accès à des parties profondes du cerveau oùse trouve le « centre du plaisir ».

Depuis une dizaine d'années, neuromarketing a été autour et ne semble être en hausse en popularité. Malgré ses critiques et ses opposants, les grandes entreprises ont utilisé cette technologie pour développer leurs produits, emballages et campagnes promotionnelles.

CHAPITRE 3 : COMMENT LES MARQUES ONT-ILS UTILISÉ LE NEUROMARKETING

Neuromarketing a été utilisé par des entreprises telles que Campbell's Soup, Gerber et Frito-Lay pour remodeler leurs conceptions d'emballage.

Dans ces situations, les consommateurs ont été soumis pièce par pièce à l'emballage d'un produit et leur réaction a été signalée comme positive, neutre ou négative. En combinaison avec une entrevue approfondie, ces données ont ensuite été utilisées pour évaluer des points particuliers qui ont finalement abouti à des améliorations à des éléments tels que color, la taille du texte et l'imagerie.

Par exemple, Frito-Lay a trouvé des sacs mats avec des images de pommes de terre qui n'ont pas causé de réponse négative, alors que des sacs brillants avec des images de copeaux sur eux l'ont fait. De nouveaux sacs ont été fabriqués enquelques mois, un dles brillants ont été mis au rebut.

Dans un autre scénario, quand ils ont donné trente participants bouchons EEG et leur a demandé d'étudier un prototype de voiture pendant une heure, Hyundai utilisé Neuromarketing.

Enfin, PayPal a remarqué que les publicités axées sur la vitesse et le confort causaient une réponse beaucoup plus élevée que celles de la sécurité et de la protection de la publicité et ont créé une stratégie publicitaire entièrement nouvelle fondée sur les résultats.

5 FAÇONS D'UTILISER LE NEUROMARKETING DÈS AUJOURD'HUI
1. Utilisez Simple Fonts pour encourager l'action

Un de mes chapitres préférés dans Brainfluence aborde les études réalisées par les spécialistes du marketing sur les polices, le volume et même le presse-papiers.

Beaucoup d'entre nous ont été conseillés pendant des années de « garder les choses simples », eh bien, les études menées à l'Université du Michigan par Hyunjin Song et Norbert Schwarz démontrent que les polices simples vs complexes peuvent influencer les consommateurs.

Pour tous les documents liés au site Web, y compris les formulaires, cela va sans dire. Les instructions pour remplir le formulaire doivent être simples à lire et simplifiées dans la mesure du possible. Plus il est difficile de faire quelque chose, plus il cause de pression et moins il sera probable que les gens agissent.

2. Vous faire vous souvenir des clients avec des polices complexes

Dooley définit aussi la difficulté.

Bien que la simplification et la lecture des polices puissent aider les clients à agir avec des instructions, le rappel de mémoire est boosté par une police compliquée.

Soyezvigilant, cependant! Cela ne signifie pas que vous devez utiliser une police complexe pour votre logo, numéro de téléphone, ou slogan. Utilisez cette technique uniquement pour les détails essentiels de votre copie web. Une police complexe serait non seulement plus mémorable, mais al donc visuellementattirer plus d'intérêt.

3. Utilisez le regard pour attirer l'attention

Jetez un oeil à leurs yeux si vous utilisez une photo d'un humain ou même un animal.

Dans Brainfluence de Dooley, James Breeze, un expert australien en utilisabilité, a fait des recherches sur la façon dont les gens interprètent les publicités pour bébés.

Dans son étude, il a constaté que les téléspectateurs regarderaient ce que la personne de l'annonce regarde. Donc, dans votre annonce, assurez-vous de diriger le visage pour regarder ce que vous souhaitez que le public se concentre sur.

4. Gagnez en confiance avec les clients en faisant preuve de confiance

Quand il s'agit d'obtenir des références et de bâtir une entreprise digne de confiance, la confiance est très critique.

Si vous voulez que vos clients vous font vraiment confiance, ils ont également besoin de se sentir dignes de confiance. Voici quelques conseils courts de Brainfluence sur la façon dont vous pouvez montrer la confiance de vos clients :

1. Donner un essai avec peu de contraintes
2. Créer du crédit sans formulaires longs ni long processus de sélection
3. Fournir des données confidentielles sans signer un NDA avec un prospect ou un client
4. Un sourire va un long chemin

To « personnaliser » votre site Web, de nombreux marketers compter sur la photographie stock.

C'est peut-être un moyen facile de démontrer le caractère et d'«humaniser » la marque, mais qu'est-ce qui devrait être pris en considération lors du choix de la meilleure option?

Sur le gars d'affaires sérieux, choisissez l'image souriante. Des études montrent à partir de la recherche en marketing qu'une image de« l'humeur - stimuler » peut influencer les consommateurs willingnesà dépenser.

De nombreuses personnes connaissent bien le Pepsi Challenge : les clients sont mis au défi de choisir entre Pepsi et Coca-Cola dans un match au goût aveugle, et Pepsi ne gagne à la surprise générale. Le neuroscientifique Read Montague a posé une question il y a dix ans : « Si les gens préfèrent Pepsi au Coke, pourquoi Pepsi ne domine-t-il pas le marché?

Montague a créé son propre Pepsi Challenge, visant à résoudre ce problème, branchant ses sujets d'essai à un test IRM pour contrôler l'activité cérébrale. Au début, environ la moitié des répondants ont dit qu'ils étaient en faveur de Pepsi; mais quand Montague leur a dit quels échantillons étaient Coca-Cola, en faveur du Coke, les préférences ont changé à trois contre un. Enoutre, il a trouvé une activité accrue dans le cortex préfrontal, une section du cerveau qui régit la pensée supérieure et l'hippocampe lié à la mémoire.

Montague croyait que le cerveau se souvenait des images et des concepts publicitaires et que les pensées et les sentiments liés à l'image de marque étaient des réactions dominantes à la qualité réelle du produit. Il a publié ses résultats en 2004, ce qui a permis à Neuromarketing de sortir de l'ombre et de l'œil du public.

Le neuromarketing est l'étude systématique des réactions du cerveau aux publicités et à l'image de marque, et la modification de ces signaux pour obtenir des réponses encore meilleures basées sur la rétroaction. Les chercheurs utilisent l'imagerie par résonance magnétique fonctionnelle (IRMf) et l'électroencéphalographie (EEG) pour tester des formes particulières d'activité cérébrale en réaction aux messages publicitaires. Grâce à ces données, les entreprises apprennent pourquoi les choix des clients sont faits par les clients et quelles parties du cerveau les conduisent à le faire.

Cerveau pauvre/bon cerveau

Seules quelques sections (ou non) des spécialistes du neuro marketing du cerveau souhaitents'imguler :

- Nucleus accumbens- crée l'attente de satisfaction
- Lecortex p refrontal, qui régit une plus grande pensée
- Hippocampe-aide à la mémoire
- Insula-attend (et prévient) des sensations douloureuses
- Cortex préfrontal mesial enregistrerla colère ed quand une récompense espérée ne se matérialise pas

Alors que le « Pepsi Challenge » de Montague a apporté une plus grande publicité à Neuromarketing, le terme a d'abord été discuté dans les années 1990 par le professeur de marketing de Harvard Gerry Zaltman. La zaltman metaphor elicitation technique (ZMET) a depuis été utilisé par General Motors, Nestlé, Procter & Gamble, et, peut-être ironiquement, Coca-Cola, a ensuite été breveté par Zaltman.

Bien que la technologie de neuromarketing soit très avancée, le concept est simple : les consommateurs peuvent mentir; statistiques ne le font pas. Même si les clients ne mentent pas, ils ne peuvent très souvent pas articuler ce qu'ils pensent correctement. On estime que 95 % de toutes les pensées se produisent dans nos esprits subconscients, ce qui ne peut pas être calculé par des méthodes de recherche conventionnelles.

QUI MET EN ŒUVRE LE NEUROMARKETING?

Le neuromarketing n'est pas bon marché. Unsystème d'IRMf peut potentiellement coûter jusqu'à 5 millions de dollars (et le double de celui à mettre en place). Deplus, un seul groupe d'échantillons d'annonce s'élèvera à plus de 10 000 $. Par nécessité, le véritable euromarketing N est principalement utilisé par les grandes entreprises (ou du moins les organisations fortement subventionnées). Quelques exemples récents :

Google et MediaVest ont collaboré avec neuroFocus, chercheur en biométrie, pour mesurer la façon dont les utilisateurs réagissent à leur publicité InVideo (détenue par la minorité de la société Nielsen) (les annonces de superposition semi-transparentes sur YouTube). Les réponses sensorielles de quarante participants ont été notées en fonction de facteurs tels que l'accent, l'engagementional emot, et l'efficacité.

Microsoft utilise les données EEG, y compris les sentiments de « surprise, de satisfaction et de frustration », pour mieux comprendre l'expérience deses utilisateursavec leurs ordinateurs personnels et portables.

To apprendre à positionner correctement ses annonces, Frito-Lay a fait des recherches sur le cerveau féminin. L'entreprise s'est rendu compte qu'elle voulait cesser de parler de « culpabilité » - même « sans culpabilité » - et se concentrer plutôt dans ses annonces sur la création de connexions « saines ».

Une autre organisation qui a collaboré avec NeuroFocus était la Chaîne Météo (TWC), alors qu'elle se préparait à relancer sa série As Weather Changed History. TWC a adapté ses publicités et sa programmation pour des effets optimaux, en utilisant eEGs unetechnologie de suivi des yeuxnd un d GSR (réponse galvanique de la peau).

Mis à part ses dépenses substantielles, Neuromarketing a encore plusieurs sceptics et détracteurs. Les préoccupations comprennent les allégations de « lavage de cerveau », les préoccupations au sujet de la quantité d'activité cérébrale qui affecte le comportement des consommateurs et l'omission d'utiliser des stratégies de neuromarketing dans le domaine del'ess-to-business(jusqu'à présent).

Pourtant, Neuromarketing a déjà attiré l'imagination de l'industrie, comme en témoignent ses utilisateurs de haut niveau. Au fur et à mesure que les chercheurs mèneront d'autresétudes dans le domaine, d'autres améliorations renforceraient et définiraient davantage les techniques de neuromarketing à l'avenir, et éventuellement la législation en réponse aux allégations de « lavage de cerveau» susmentionnées.

À QUELS TYPES DE CLIENTS LE NEUROMARKETING A-T-IL DU SUCCÈS?

Le neuromarketing est un moyen polyvalent d'évaluer les désirs des clients et la fidélité à la marque, car il peut s'étendre à presque tous ceux qui ont formé un produit ou une opinion commerciale. Le marketing se concentre sur l'effet significatif et inoubliable sur l'esprit desconsommateurs, quelle que soit la forme qu'il prend. Neuromarketing teste ces impacts, mais pour refléter les désirs latents des clients, chacun peut prendre les résultats de base et caccrocher son produit ouservice.

Par exemple, les appareils sensoriels qui produisent ou déclenchent des souvenirs peuvent être facilement utilisés, tels que l'odeur du pain frais, les souvenirs d'histoires passées (soit une œuvre publiée ou une expérience partagée), un langage évocateur, une chanson qui se coincer dans votre tête et ne sort pas, qui sont essentiellement puissants (sibrut) exemples de Neuromarketing qui peuvent être utilisés par presque n'importe quelle entreprise de n'importe quelle échelle.

6 PRINCIPES DU NEUROMARKETING
(que vous n'avez pas besoin de connaître une IRM)

1. N'utilisez pas « nous » ou votre société pour parler. Concentrez-vous sur la souffrance de vos clients, pas sur la vôtre.

2. Va au but. Votre message est en concurrence avec environ 10 000 autres messages envoyés quotidiennement au cerveau.

3. Sois visuel. Ne vous ez pas seulement à propos d'un produit; le démontrer. Et si une image ne peut pas être montrée, créez une image mentale pour vos clients.

4. Gardez les choses concrètes. Un exemple est les annonces avec des expressions faciales, qui aident à décoder les intentions des gens.

5. Gros plan fort. Au début et à la fin d'une annonce, ce sont les téléspectateurs qui prêtent le plus d'attention. Cela permettra d'assurer le stockage de la mémoire

6. Utiliser des sentiments. La surprise, l'amusement, l'anxiété, et la perturbation de toute cause de rage activent la mémoire, et ainsi.

COMMENT UNE CAMPAGNE EST-ELLE CONÇUE POUR LE NEUROMARKETING ?

Bien quele travail ir influence fortement la partie notable de la publicité, neuromarketers se concentrer principalement sur le « back end » travail. Ils sont moins préoccupés par le développement du message correct ou de l'image de marque que par l'étude des sentiments et desmémo générés par ce message.

Un projet de neuromarketing est plus individuel. Alors que le marketing traditionnel s'inspire généralement d'un échantillon représentatif de consommateurs, Neuromarketing se concentre intensément sur des sujets de test de marketing individuels à travers diverses méthodes (groupes de discussion, enquêtes, dossiers clients, etc),généralement pas plus de quelques centaines, et sur une longue période.

À cette fin, avant, pendant et après l'exposition aux stratégies de neuromarketing, les appareils d'IRM et d'EEG sont utilisés pour suivre l'activité cérébrale des participants. Il est également possible d'utiliser d'autres capteurs physiologiques qui suivent la fréquencecardiaque, la respiration et la réaction cutanée.

Le neuromarketing repose sur un système d'amorçage; une réponse électrochimique s'est mise en place une fois qu'un sujet est introduit pour la première fois. L'amorçage aide le cerveau à se souvenir de ce qu'il sait sur un sujet particulier (comme avec notre exemple d'ouverture coke). Bien avant que l'esprit conscient ne devienne conscient d'un stimulus, l'esprit subconscient, le tout en une seule seconde, a déjà commencé à le traiter et à réagir. Le neuromarketing, alors, lorsque la réponse est créée, est plus concerné par la seconde.

Supposons que le cerveau d'un client soit amorcé. Dans cecas, de nouvelles données /stimuli sont introduits pour permettre au cerveau de comparer cette nouvelle connaissance avec ce qu'il sait déjà et façonner et exprimer des opinions conscientes sur le produit lui-même. Ces données sont comparées aux données déjà obtenues dans le processus d'amorçage.

La campagne de marketing elle-même devient plus comme n'importe quelle campagne de marketing « traditionnelle » après que toutes les informations ont été recueillies. L'équipe marketing plus large affinera et modifiera la stratégie en fonction des données neuronales et sensorielles obtenues pour établir une interaction optimale et la rétention de la mémoire avec les clients.

Tactiques de neuromarketing, quels titres d'emploi fonctionnent?

GESTIONNAIRES CLIENTS

La création et la présentation d'études neurologiques commandées par des clients (souvent de haut niveau) sont la responsabilité des gestionnaires de clients.

Qu'est-ce qu'ils font ?

À quel genre de salaire suis-je censé m'attendre?

- Administrateur client
- Salaire médian annuel : 116 010 $
- Revenus les plus adiens : 187 199 dollars+
- Spécialiste du neuromarketing
- Salaire annuel médian : 78 160 dollars
- Revenus les plus adiens : 138 790 dollars+
- Analyste d'études de marché
- Salaire annuel médian : 60 570 dollars
- Revenus les plus adiens : 111 440 dollars+

Développer des partenariats avec des parties prenantes clés et une compréhension approfondie de l'entreprise needs et les priorités d'un client

Maintien d'un portefeuille actif de priorities et de livrables pour les clients

Distiller les connaissances et les perspectives qualitatives à partir de données quantitatives et fournir aux clients directement des résultats de rechercheneurologique, leur permettant de comprendre les données fournies.

Développer et travailler à l'applicationd'ings de recherche actionnables de la recherche neurologique

ÉDUCATION ET COMPÉTENCES

Un baccalauréat (ou idéalement supérieur) en sciences commerciales ou sociales/politiques sera requis pour les gestionnaires clients intéressés par le neuromarketing; des cours de psychologie, de sociologie et de sciences des systèmes s'avéreront également utiles. Les gestionnaires de clients auront également besoin de cinq à dix ans d'expérience directe en service à la clientèle et d'une vaste expérience en analyse des consommateurs et de la marque, de l'analyse des médias, de la recherche de démographic et dela croissance des produits.

Neuromarketing Consultants

À une fraction des dépenses de neuromarketing structuré, les consultants en neuromarketing (entraîneurs/formateurs/instructeurs) prennent l'information obtenue par les approches de neuromarketing et forment d'autres entreprises à appliquer ces résultats.

Qu'est-ce qu'ils font ?

Prenez l'expertise établie de neuromarketing et équipez des entreprises pour appliquer ces connaissances à leurs stratégies actuelles deventes, de marketing, et de communication.

Former les participants à enseigner et à parler la langue desdécideurs, que ce soit individuellement ou lors de séminaires, en fonction des résultats des données probantes neuronales et sensorielles.

Consultation sur la fabrication de sites Web d'affaires, le matériel de marketing et l'image de marque générale et messaging plus « cerveau convivial. '

Éducation et compétences

Idéalement, les consultants auraient une formation dans ce domaine qui implique un mélange de marketing, de psychologie et de neurosciences cognitives. Une expérience préalable en marketing et en présentation serait un must, quoi qu'il arrive. D'excellentes compétences en communication sont également un must pour tout programme d'éducation en marketing réussi, et ils sont normaux.

ANALYSTE D'ÉTUDES DE MARCHÉ
Qu'est-ce qu'ils font ?

Mener neuromarketing et d'autres recherches qualitatives pour apprendre les réponses conscientes et inconscientes des consommateurs à til marchandises et la messageriefournie

Analyse et évaluation des données neurologiques et autres données obtained d'autres méthodes d'étude

Faites des suggestions aux consommateurs au sujet du raffinage du produit et/ou du messaging en fonction des données recueillies.

ÉDUCATION ET COMPÉTENCES

Au moins un baccalauréat en études de marché, ou un domaine connexe comme les statistiques, est exigé par les analystes d'études de marché. Ceux qui veulent se spécialiser dans le neuromarketing voudrait également suivre des cours de psychologie et de neurosciences ou leur être présentés. Une maîtrise peut également être exigée en raison de la nature avancée de l'étude ou de ceux qui poursuivent des positions de leadership. Pendant leurs études, les analystes de recherche terminent également un stage et envisagent souvent de poursuivre des études dans des emplois qui comprennent la collecteetl'analyse de données électroniques.

Le neuromarketing existe dans deux mondes très distincts : le marketing et les neurosciences, fidèles à sonnom, en particulier à ses plus hauts niveaux. Les entreprises de neuromarketing seraient également à la recherche de personnes qui sont principalement des gens d'affaires qui peuvent s'engager avec des neuroscientifiques. D'autre part, ils sont à l'aise de convertir le jargon technique en données que les décideurs peuvent comprendre. Une formation en marketing vous encouragerait à interagir avec eose des deux côtés de manièreconvaincante.

Parce que neuromarketing est quelque part entre la psychologie et la science, le comportement des clients cours serait extrêmement bénéfique pour les professionnels potentiels. C'est aussi un aspect important des programmes de neuromarketing de tenir compte de la technologie derrière la pratique, mais elle continue d'évoluer régulièrement. Les IRM et les EEGs attirent l'attention aujourd'hui, mais d'autres techniques de mesure du cerveau pourraient s'avérer beaucoup plus utiles à l'avenir.

Alors, mettre votre cerveau en marche et parler aux écoles et counse l lorsqui vousaidera à prendre laroute d'une carrière de marketing qui est mentalement et émotionnellement stimulant.

CHAPITRE 4 : 15 EXEMPLES PUISSANTS DE NEUROMARKETING EN ACTION

Le neuromarketing a commencé à dominer le monde aujourd'hui et a été employé d'une manière ou d'une autre par presque toutes les entreprises et universités. Bien que neuromarketing a un impact généralisé sur le monde du marketing, la plupart des individus ne comprennent pas ce qu'il est vraiment et comment il peut être utilisé efficacement.

Je ne suis pas une analyse de recherche en utilisant les principes fondamentaux du phénomène desneurosciences.

L'objectif de Neuromarketing est de tirer parti des biais cognitifs d'un public cible et de le convaincre d'acheter des biens. Le neuromarketing existe depuis plus d'une décennie,et les entreprises investissent d'importants budgets dans cette approche scientific en raison de sonefficacité.

Voici 15 exemples forts deromarketing neu en mouvement.

1. Regard d'oeil

Tout le monde sait que les publicités qui contiennent des individus réels sont plus effective que ceux qui ne le font pas.

Plus précisément, les photos et les vidéos contenant des nourrissons, par exemple, ont de bien meilleures chances d'obtenir plus d'intérêt customer ciblée.

Les entreprises de publicité ont essayé à plusieurs reprises de stimuler les ventes de produits pour bébés à l'aide de babyfaces en gros plan, mais elles ont constaté qu'un détail clé manquait à l'aide de la technologie de suivi oculaire.

Ils ont constaté que le public se concentre davantage sur le visage du bébé lorsque l'enfant regarde de face que sur le matériel de l'annonce réelle.

Toutefois, si le regard du bébé est ciblé sur le produit ou le texte, les téléspectateurs peuvent se concentrersur le matériel publicitaire.

2. Emballage efficace

La plupart d'entre nous sont généralement attirés par des emballages saisissants et séduisants en couleur. Les professionnels du marketing ont toujours reconnu que ce qui est à l'intérieur n'est pas toujours ce qui importe le plus, mais Neuromarketing a réussi à prendre cela à un tout nouveau niveau. De nombreuses marques australiennes ont utilisé des concepts de neuromarketing pour réinventer leurs emballages, tels que Sweat Pea &Poppy et Monsieur Truffe.

Si vous avez un produit, mais n'ont pas une idée de ce que le kit ressemblera encore, alors peut-être vérifier ce que sydney acclamé services de conception graphique ont à offrir.

3. La couleur est essentielle

Colours sont connus pour susciter un large spectre d'émotions, il est donc essentiel de garder à l'esprit que vous pouvez affecter la façon dont lesmers custo potentiel se sentent lors du choix descouleurs.

Les études sont constamment découvrir un lien entre les couleurs et les émotions, de sorte qu'il peut être une stratégie de marketing efficace pour utiliser un certain color.

4. Performance de la publicité

Neuromarketing a réalisé l'énorme potentiel de fMRI imaging au fil des ans. Par conséquent, il nous a permis de mieux comprendre la nature humaine et les préférences des consommateurs.

Avant qu'ils ne soient publiés au grand public, Neuromarketing embauche l'IRMF pour comparer les stratégies promotionnelles. La campagne publicitaire qui déclenche le plus d'activité dans le cerveau est celle qui sera publiée. Cette stratégie a un immense potentiel pour améliorer les enseignes de camp de marketinget augmenterl'interaction.

5. Paralysie de la décision

Pour les clients potentiels, trop d'options peuvent souvent avoir un effet dissuasif. Des études utilisant différents types de configurations ont montré que les clients sont moins susceptibles de s'arrêter lorsque les écrans incluent une grande variété d'options. Sachez, moins c'est souventmieux, et trop d'options ne devraient pas ennuyer les consommateurs.

6. Évaluation de la satisfaction

L'analyse de la réponse aux émotions utilise l'imagerie EEG pour identifier la réponse émotionnelle d'une personne à un produit. EEG peut également faire la lumière sur les formes les plus productives de la publicité, un peu comme l'IRMf.

7. Aversion pour la perte

Une conclusion fascinante qui utilise Neuromarketing est que les individus ne veulent pas manquer. Les gens sont également préoccupés par ce qu'ils pourraient perdre autant qu'ils pourraient gagner, et c'est pourquoi des tactiques telles que « acheter avant qu'il ne soit parti » sont extrêmement efficaces.

8. Ancrage

Vos consommateurs s'ancreront la plupart du temps sur epremière pièce de données qu'ils obtiennent.

Il est le fondement de la prise de décision par lesconsommateurs, et il donne le ton de la conduite des consommateurs. Par conséquent, Neuromarketing profite de cet effet d'ancrage, permettant aux spécialistes du marketing de balancer immédiatement l'offre.

9. Vitesse et efficacité

Le neuromarketing a une capacité impressionnante à repérer les tendances chez les clients. Alors que les entreprises s'efforcent fréquemment de projeter un sentiment de sécurité et de protection, des études ont montré que ce que les consommateurs sont après sont la vitesse et la qualité. Par exemple, en mettant l'accent sur son système rapide et efficace, PayPal a réussi à convertir de nombreux clients à son service de paiement en ligne.

10. Utilisation des polices appropriées

Les gens préfèrent choisir des alternatives qui offrent un plus grand confort, qui est la psyché humaine.

C'est pourquoi la plupart des gens ont tendance à aimer plaine, facilementlisible, et understandablepolices. D'autre part, pour attirer l'attention de tourists, gardez à l'esprit qu'il y a une fonction pour les polices complexesque vous pouvez nous e dans les partiestactiques de votre annonce.

11. Récompense et punition

Aujourd'hui, dans leur conception de produits, les jeux vidéo ont également commencé à utiliser des concepts psychologiques.

En particulier, la notion de récompense et de punition est utilisée, ce qui rend les jeux plus attrayants. Ce comportement augmentera également la quantité de dopamine du cerveau lorsqu'une récompense dans un jeu augmente.

12. Essais de prototypes

La conception des biens est également essentielle,en dehors de la publicité qui est essentielle au comportement des consommateurs.

Dans certains cas d'euromarketing N,l'activité cérébrale en réponse à diverses caractéristiques de conception, est évaluée. Ils ont ainsi pu découvrir quel type de stimulation était le plus susceptible d'entraîner des achats.

13. Fixer le bon prix

Un élément précieux des données de neuromarketing révélées est que la prise de décision émotionnelle est susceptible de fonctionner autour des nombres ronds. D'autre part, les nombres plus compliqués fonctionnent mieux lorsque la composante analytique du cerveau est engagée. C'est parce que les nombres complexes font qu'ilest difficile pour votre cerveau defonctionner, et c'est pourquoi nous sommes persuadés que plus le prix d'un produit est complexe, plus il est rationnel.

14. Sites Web

Dans la conception de sites Web, des stratégies de neuromarketing sont également utilisées. Les schémas de couleurs, les modèles et les polices sont tous une partie importante de la stratégie de neuromarketing. Par exemple, neuromarketing a trouvé une conclusion intéressante : les nouveaux sites horizontaux sont moins puissants que les sites verticaux. C'est parce que le cerveau est engagé par la lecture par le haut, et les téléspectateurs sont plus susceptibles de continuer à lire.

15. Gros titres

Les titres ont été étudiés à l'aide d'une nouvelle méthodologie « Hippocampal Headlines ».

Ils ont constaté que notre hippocampe est activé,et notre intérêt grandit quand une expression familière est légèrement modifiée. L'un des premiers éléments que les auditoires voient est probablement les manchettes, il est donc évident qu'ils ont besoin de se démarquer et d'être entendus.

CHAPITRE 5 : COMMENT CRÉER DE LA VALEUR DE MARQUE À L'AIDE DU NEUROMARKETING

Neuromarketing est conçu spécifiquement pour cibler l'attraction, l'appel, lasatisfaction, et la rétention des clients. Pour déclencher une réponse positive des clients, il utilise des émotions. Votre marque devient instantanément mémorable lorsqu'elle est bien faite, et vous êtes susceptible de gagner leur fidélité. Comment en profites-tu ?

Pour répondre à cette question, voici quelques entrées marketing clés influencées par le neuromarketing :

1. Positionnement de marque

Plus que de simplement mettre un produit sur l'affichage et le parader autour, le positionnement d'une marque pour le succès. En tant que spécialiste du marketing, grâce au marketing émotionnel et à l'image de marque émotionnelle, vous devez construire une identité de marque. Dans la conception et le positionnement de votre marque, implique de regarder plus profondément que la surface.

Vous pouvez vous concentrer sur la façon dont le cerveau réagit à certains stimuli avec l'utilisation de Neuromarketing. Pour développer une stratégie visant à améliorer votre expérience client ou à renforcer la reconnaissance de votre marque, vous pouvez l'utiliser. Il vous aide à créer des produits, des services, des logos et des campagnes qui plaisent efficacement au bon client.

2.Rtising Adve

Ce n'est un secret pour personne que la présentation d'une publicité a un effet énorme sur la prise de décision du consommateur. Selon une étude, le cortex préfrontal ventromedial et le striatum ventral, responsables des émotions dans le processus de prise de décision et la cognition des récompenses, sontactivés d par des publicités attrayantes.

Par conséquent, il est possible de déterminer si une publicité est perçue comme attrayante ou non et ainsi comprendre son efficacité en utilisant des techniques de neuromarketing. Tester différentes versions attrayantes d'une annonce pour trouver lequel obtient le meilleur response peut également être utile.

3. Comportement d'achat des consommateurs

Le cerveau est responsable de toutes nos habitudes de consommation. En tant que spécialiste du marché, vous devez d'abord comprendre comment le cerveau fonctionne afin que le comportement d'achat peut être prédit ou influencé.

Étant donné que les émotions sont de solides médiateurs de la façon dont les consommateurs traiter les messages, il a toujours été un défi méthodologique de comprendre et de modéliser les réponses cognitives à la vente de messages. Vous pouvez en apprendre davantage sur les processus mentaux derrière les raisons pour lesquelles les consommateurs prennent certaines décisions d'achat en utilisant Neuromarketing. À partir de là, la façon dont vous positionner vos produits/services peut être modifiée efficacement.

4. Tarification

Une question controversée et de longue durée est de savoir comment commercialiser les marchandises d'une manière qui tente les acheteurs. L'un des événements les plus importants dans le marketing est la fixation on coûts. En réalité, la tarification est un indicateur clé de la présentation et de l'apparence d'un produit aux clients. En d'autres termes, selon qu'ils voient d'abord le prix ou le produit, le processus décisionnel des clients varie.

Sur cette base, pour évaluer la capacité de payer (et l'élasticité des prix), l'utilisation de méthodes de neuromarketing peut être utile, vous permettant de changer le prix en conséquence.

Un élément de preuve récent intrigant utilisé par les spécialistes du neuro-marketing, par exemple, est que les chiffres arrondis sont plus susceptibles de travailler aux côtés de la prise de décision émotionnelle. En revanche, les figures plus nuancées fonctionnent mieux lors de l'engagement du cerveau rationnel.

5. Conception et emballage de produits

Bien que les annonces soient essentielles pour influencer le comportement des consommateurs, la conception du produit elle-même peut également être instrumentale. L'emballage accrocheur et l'attrait esthétique peuvent transformer la valeur de la marque à un tout nouveau niveau. Par conséquent, dans le processus de conception et d'emballage du produit, vous pouvez utiliser efficacement les techniques de test de neuromarketing.

Vous pouvez revitaliser la conception des marchandises ainsi que l'emballage avec l'utilisation de ce processus. Par exemple, lorsque certains produits sont introduits, l'utilisation de l'IRMf, de l'EEGou de toute autre techniques de neuromarketing vous aidera à déterminer quelles régions du cerveau sont déclenchées.

6. Mises en page du site Web

Ouais, tu lis ça correctement ! Les techniques de neuromarketing sont maintenant utilisées pour éclairer la conception du site Web.

Neuromarketers sont plonger dans nos goûts site web de colour régimes, mises en page, taille de police, etau-delà. S'il s'agit de concevoir des sites Web, il ya maintenant quelques règles solides de base. L'utilisation de certifications, de témoignages et de widgets sociaux, par exemple, est susceptible d'attirer plus de clients que ceux qui ne le font pas.

Le neuromarketing dans la conception webvise à augmenter les taux de conversion et l'âge en % desvisiteurs qui utilisent des biais cognitifs uniques dans la conception et le contenu du site Web. Cela signifie que vous pouvez faire une grande différence en utilisant cela à votre avantage!

Qu'est-ce que ça va signifier pour toi ?

Maintenant que nous avons parlé d'études sur le neuromarketing et les domaines d'application, parlons un peu de l'application des méthodes de neurosciences à votre campagne de marketing.

Puisque vous comprenez déjà comment fonctionne le neuromarketing, vous ne pouvez pas soutenir que, par exemple, il serait plus utile d'examiner ces modèles cérébraux que les enquêtes conventionnelles. Les gens ne comprennent pas toujours ce qu'ils aiment et n'aiment pas, et ils ne savent pas toujours pourquoi.

De plus, leurs préférences ne vont pas toujours vous dire la vérité. La suppression du biais subjectif inhérent aux sondages conventionnels vous aide à voir la situation réelle et vous encourage à créer un plan basé sur les résultats.

Enoutre, Neuromarketing peut être utilisé pour concevoir vos sites Web, types de produits, emballages, produits d'exposition,et même les éléments de votre matériel promotionnel efficacement. Il aidera à décider du meilleur emplacement pour un appel à l'action.

Équipés de ces données, les problèmes possibles peuvent être facilementdétectés, et les produits peuvent être redessinés et retestés avec une relative facilité. En aidant à déterminer le meilleur moment et le meilleur endroit pour les événements promotionnels, Neuromarketing s'intègre également bien avec le client behaviour et la rechercheen psychologie.

Psychologie des couleurs

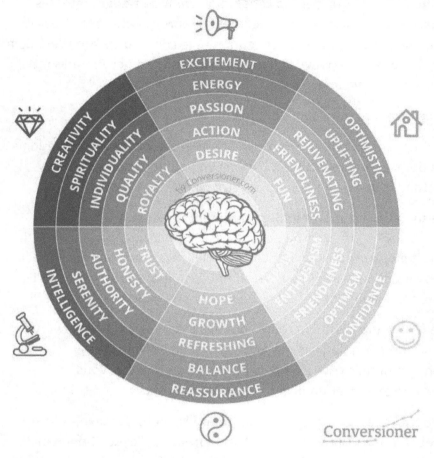

Tsa part de Neuromarketing est un domaine de recherche qui explore comment les couleurs peuvent avoir un impact sur le comportement et la prise de décision. Par exemple, de nombreuses études ont montré que différentes couleurs peuvent affecter la vue desconsommateurs sur la façon dont la marques. Il a également été démontré que certaines couleurs augmentent l'appétit, tandis que le rouge a été montré pour causer des émotions puissantes (à la fois positives et négatives).

C'est l'une des manièresdont n euromarketing peut avoir un effet positif sur les organisations sans aucune augmentation budgétaire. Par exemple, HubSpot a constaté dans un test A/B qu'un bouton CTA rouge surpasse un bouton vert de 21 %. Ceci suggère qu'en utilisant réellement la puissance de la psychologie de couleur, ils pourraient augmenter des taux possibles de conversion.

Découvrez comment améliorer votre entreprise en faisant de même, à l'aide de votre vérification A/B. Vous pouvez reconnaître les couleurs qui correspondent mieux à votre marque et l'image que vous voulez envoyer, de votre palette de couleurs de marque à votre logo à votre emballage.

Le vert est synonyme de fitness, c'est pourquoi les marques « saines » sont devenues la couleur traditionnelle. Et tandis que le bleu a un effet apaisant et encourage la foi, il supprime l'appétit par l'absence de nourriture bleue naturelle dans la nature. En attendant, la dignité et la royauté ont longtemps été synonymes de violet, alors utilisez-le seulement si elle contribue à la commercialisation de votre marque.

Appels à la rareté

Les appels à la rareté s'adressent pratiquement à l'OFMO des citoyens, sur la base de deux prémisses fondamentales : la demande excédentaire (presque épuisée) et l'offre insuffisante (édition limitée). Pourtant, Neuromarketing a constaté qu'il affecte les individus de différentes façons avec des personnalités différentes.

« Il ya deux traits de personnalité fondamentaux qui affectent la façon dont une personne répond aux appels de la rareté: ceux qui ont un faible « besoin d'unicité » (compatible avec le groupe) et ceux qui ont un grand « besoin d'unicité (posséder un comportement plus auto-distinctif). Essentiellement, il a été constaté que ceux qui ressentent le besoin de se conformer répondront davantage aux messages tels que « il reste peu d'inventaires». En revanche, ceux qui montrent un besoin de différenciation seront enclins à des articles en édition limitée ou ceux disponibles dans certains magasins.

Découvrez sous le trait de caractère votre marché cible tombe et lequel de votre marque essaie de servir à faire fonctionner la psychologie des appels de rareté pour votre bénéfice. Si vous avez des clients sans désir d'individualité, les avantages de faire partie de la célèbre communauté peuvent être illustrés. Si c'est l'autre, vous pouvez dire à quel point l'objet est rare. En raison de ce qui précède, l'industrie des baskets a explosé, avec limité-édition communiqués presque tous lesmois, qui sneakerheads continuent de tomber pour.

Enoutre, le sentiment de rareté peut être ajouté à vos réductions de campagne. Comme Shopify l'a fait remarquer, l'utilisation du marketing par courriel pour rappeler à vos clients qu'une réduction d'offre spéciale ne s'exécutera que pour une durée limitée et qu'elle mettra à profit la puissance de la rareté et motive vos clients à effectuer immédiatement une transaction.

ancrage

To faire des choix basés sur des valeurs comparatives, l'effet d'ancrage s'appuie sur la nature humaine et ne reconnaît pas la valeur d'une option particulière basée sur sa valeur intrinsèque. Comme l'a fait remarquer Business 2 Group, plutôt que de prendre rationnellement la meilleure décision globale, l'ancrage tire parti de la faille humaine inhérente de fonder les décisions sur une situation environnementale.

Vous allez au centre commercial pour une paire de jeans, par exemple, l'intention de dépenser environ 50 $. Vous trouvez une superbe paire, mais c'est 150 $. Grande coupe, tissu, et ajustement Lorsque vous êtes sur le point de s'éloigner de dépenser trois fois votre cible, le vendeur vient vous dire que c'est 50 % de réduction, mais assez juste, bien en dehors de votre budget. Avec ce pantalon à 75 $, tu rentres chez toi. Dans sa forme la plus simple, c'est l'effet d'ancrage.

Lorsque vous vendez quelque chose en ligne, c'est la même chose. Vous savez que les gens vont marchander avec vous, donc vous allez fixer un prix supérieur à la somme que vous souhaitez.

Mais, de manière plus nuancée, vous pouvez également profiter de l'effet d'ancrage. Par exemple, vous pouvez avoir une troisième option avec seulement des ajustements mineurs aux offres au lieu d'avoir seulement deux choix de service d'abonnement à votre application en ligne, mensuellement et annuellement.

Vous pouvez ajouter une troisième alternative, Annual Standard, qui est essentiellement une version d'un an de Mensuel, au lieu d'obtenir, par exemple, mensuelle et annuelle exclusive (offrant des extras comme un accès exclusif au contenu ou un appareil gratuit). De cette façon, en raison de tous les ajouts qu'il apporte avec elle, les gens qui pourraient être rebutés par l'engagement initial et la détermination d'opter pour un plan annuel trouveraient l'exclusivité annuelle beaucoup plus alléchante.

Psychologie des prix

En parlant de prix, diverses techniques de tarification affectent également la psychologie des consommateurs. Mettre une marchandise chère à côté de ceux encore plus coûteux est l'un des plus basiques prizs psychologie joue. Les particuliers ont une préférence naturelle pour l'article à prix moyen, en évitant le plus coûteux et le moins cher. Le guide de stratégie de prix d'Oberlo a noté que le prix est trop élevé et qu'il pourrait rendre le produit d'un concurrent plus attrayant. D'autre part, les prix sont trop bas, et les consommateurs peuvent douter de la qualité de votre produit.

« L'influence du nombre « 9 » est un autre exemple de psychologie des prix. Il ya une raison pour laquelle les marchandises sont au prix de 4,99 $ plutôt que 5 $, et c'est parce que cela fonctionne. Certains l'appellent un « prix de charme », qui a été trouvé pour augmenter les ventes de 24 % par rapport aux points de prix arrondis. Mais une expérience du MIT et de l'Université de Chicago a révélé que parmi les articles au prix de 34 $, 39 $ et 44 $, l'article le plus vendu était au prix de 39 $, même s'il était de 5 $ plus coûteux que les 34 $.

Mais la coupe claire n'est pas toujours cela. Ce que vous pouvez faire est de tester la solution de tarification qui fonctionne pour vos clients ciblés. Vous devez jouer avec différentes stratégies de tarification pour savoir lequel fonctionne pour vos clients et votre marque.

Web Design Neuromarketing

Les gens sont plus stimulés par les visuels à prendre des mesures, et c'est une raison importante pour laquelle dans votre conception web, vous devriez profiter de Neuromarketing. Orbit Media a développé un grand recueil de conseils pour améliorer les taux de conversion et l'âge de %des visiteurs de page qui répondent aux OTC grâce à l'utilisation de biais cognitifs uniques dans le contenu et la conception du siteWeb.

L'utilisation du biais de conformité, qui est la tendance inhérente à faire comme les autres, est plus simple à introduire. Un exemple de ceci sera le placement des commentaires et des témoignages sur la page de produit à laquelle il se rapporte. Un examen réussi peut être celui qui conduit à une décision d'achat si un client se penche vers l'achat d'un produit spécifique. Orbit Media souligne que les commentaires / témoignages devraient être sur la page du produit they se référer à, pas sur une page séparée. Les clients veulent le trouver sur une page d'examen quand ils en ont besoin et ne pas le chercher.

Avec les boutons de partage de médias sociaux, qui indiquent le nombre d'actions (j'aime et commentaires) que vous avez reçus via vos réseaux, les preuves sociales peuvent également être montrées très rapidement. Une boîte Facebook sur votre site web est également un moyen efficace de les amener à aimer votre page, qui montre leurs amis communs qui aiment aussi votre site.

LES MEILLEURES PRATIQUES DES MARQUES
Coca-Cola (Coca-Cola)

Vous pouvez penser que les créatifs derrière ces annonces coca-cola mignon sont juste la crème de culture, voir comment l'entreprise baratte hors cohérente inoubliables. Ce que vous ne savez peut-être pas, c'est que, puisque Coca Cola a son laboratoire interne de neurosciences, il va bien au-delà de la narration imaginative.

Easpect même de leur publicité est vérifié pour voir les composants à utiliser et qui ont le plus grand effet. C'est l'une des principales raisons pour lesquelles Coca Cola a produit la troisième annonce la plus célèbre pendant le Super Bowl XLIII.

Volvo Service

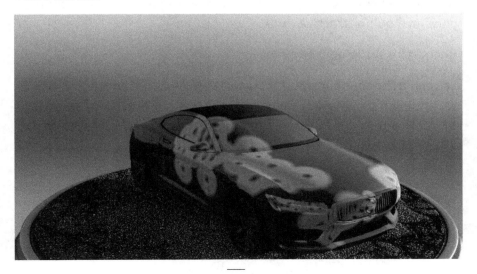

Le constructeur automobile suédois a utilisé Neuromarketing pour fournir à ses consommateurs ce qu'ils pensaient déjà qu'ils voulaient, esthétiquement belles et élégantes conceptions de voitures with l'aide de spécialistes d'EEG. Volvo a expérimenté avec l'examen de la façon dont le cerveau des gens réagissent émotionnellement à la conception des véhicules et comment les gens se sentent sur l'esthétique.

Volvo déclare que l'expérience a été menée pour coïncider avec son lancement Volvo Concept Coupé, unepartie desa stratégie de conception actuelley pour créer une relation de marque plusémotionnelle. Essentiellement, tout en portant un casque EEG qui surveillait l'activité des ondes cérébrales, on a demandé aux participants d'évaluer une série de photos (la nouvelle Volvo, des conceptions de voitures obsolètes, des nourrissons heureux/en pleurs et des hommes et des femmes attrayants).

Ils ont découvert que lorsqu'ils regardaient des photos d'une belle conception de voiture,ils ont regardé un garçon qui pleurait, les hommes ont connu plus d'émotion, avec 60% disant que la conduite on leur a fait sentir inspiré. En regardant le bébé qui pleure, les femmes ont doublé la force émotionnelle des hommes ont montré, tandis que seulement 33 % classés images de conception de voiture plusélevé qu'un ttractive moin.

Recherche sur le neuromarketing

La recherche en neuromarketing utilise généralement soit la technologie de balayage du cerveau, soit des mesures physiologiques pour déterminer le désir subconscientdes clients et informer la publicité, la création de produits ou le matériel de marketing.

Ceci est généralement fait par balayage de cerveau ou essai physiologique, soit avec la technologie d'IRMf ou d'EEG, y compris des mesures de mouvementd'oeil, codage facial, température corporelle, et mesures de fréquence cardiaque.

Dans la technologie fMRI et EEG, il existe diverses forces. « Normalement, nous utilisons EEG pour mesurer les stimuli dynamiques, comme les vidéos, les publicités, les émissions de télévision, l'expérience utilisateur numérique. Dans de tels cas, il est important de voir le cerveau réagir d'un moment à l'autre. Nous utilisons l'IRMf principalement pour les stimuli statiques, les pay-offs et les slogans de campagne, comme la conception d'emballages et la messagerie extérieure. Nous utilisons habituellement EEG pour quantifier les stimuli dynamiques, tels que la vidéo, les émissions de télévision, les publicités, les messages des utilisateurs en ligne. Il est intéressant de voir le cerveau réagir d'un moment à l'autre dans de tels cas. Nous utilisons l'IRMf principalement pour les stimuli statiques, tels que la conception de l'emballage, slogan campagne.

L'évaluation physiologique de surveillance est habituellement beaucoup plus facile à faire. Le marché dispose d'outils disponibles, y compris FaceReader par Noldus, qui teste les expressions faciales, ou différentes applications pour le suivi oculaire.

Cependant, tout en utilisant les neurosciences pour éclairer votre plan de marketing est une occasion idéale et passionnante, pour une époque où les histoires black mirror sont une réalité, l'approche semble encore plus adapté.

En réalité, « Le neuromarketing est-il même éthique ? » est l'une des questions clés que les gens ont.

Ci-dessous, plongeons dans cette question.

CHAPITRE 6 : ÉTHIQUE NEUROMARKETING

L'étude, « Est-neuromarketing éthique? Les consommateurs disent oui. Les consommateurs disent non », discute de préoccupations éthiques telles que « Les marques peuvent-elles trop influencer les décisions des acheteurs ? » et « Le neuromarketing est-il manipulateur ? »

Le neuromarketing n'est pas contraire à l'éthique en soi. Toutefois, lorsqu'elles font des recherches sur leurs clients, les entreprises doivent se maintenir à un niveau élevé d'éthique.

Les marques, par exemple, ne devraient pas approuver activement quelque chose de négatif, trompeur ou illégal. Enoutre, vous ne devriez pas rechercher les mineurs pour savoir comment les attirer vers une marchandise.

Neuromarketing peut être utilisé pour construire de la publicité réussie et supprimer les publicités qui ne fonctionnent tout simplement pas, et c'est tout.

Le principal questionnement éthique a plus à voir avec le produit ou le service et moins à voir avec advertising. Demandez-vous si le produit ou le service est bon pour le consommateur si jamais vous avez des doutes.

Til contenu espace a déjà été pénétré par Neuromarketing. Neurotrackers sont utilisés par Netflix, Hulu, et certains réseaux de télévision pour prédire la popularité de leurs émissions serait - à un taux de précision de 84% - et cette technique pourrait bientôt s'infiltrer dans l'industrie du marketing.

Voici cinq façons réalistes pour les marques de clouer leur marketing avec l'aide des neurosciences pour vous aider à imaginer un avenir oùl'euromarketing N est très répandu.

Exemples de neuromarketing

1. les marques peuvent raconter des histoires plus convaincantes.
2. Les entreprises économiseront des millions de dollars sur les publicités.
3. Companies peut organiser des conférences plus interactives.
4. Les marques peuvent concevoir une publicité plusefficace.

5. En utilisant FOMO, les marques peuvent vendre plus.
6. Les marques doivent assurer l'efficacité de leur emballage.
7. Pour un produit ou un service, les entreprises peuvent décider du bon prix.
8. Les marques mesureront l'efficacité du site.

1. les marques peuvent dire storie plus convaincantes.

Lorsque l'auteur, journaliste et co-fondateur de Contently, Shane Snow, a essayé pour la première fois l'INBand pour voir ce que l'agitation neuromarketing était tout au sujet, le Dr Paul Zak, le PDG d'Immersion Neuroscience, a joué cette annonce pour lui:

Il a commencé à déchirer après shane a fini de regarder la publicité. Mais il savait que c'était une cause perdue alors qu'il balayait ses larmes avant que le Dr Zak ne puisse les voir — l'INBand avait déjà révélé que l'annonce le faisait pleurer.

Les points correspondants du graphique indiquent que Shane a rencontré des éclats d'émotion à chaque point où le père est rejeté parce qu'il a développé de l'empathie pour lui. Et vous pouvez trouver une augmentation connexe de l'émotion sur le graphique à la fin de l'annonce qui indique précisément où il pleurait. L'impact émotionnel de l'annonce a également saigné sur la réalité de Shane, lui faisant sentir empathique envers le père après la fin de l'annonce,un s démontré par le fondu progressif de la dernière pointe.

La réponse émotionnelle de Shane à cette annonce suggère que l'une des meilleures façons de provoquer la libération de l'ocytocine est de raconter de grandes histoires, pleines de conflits, de surprises et d'émotions, pour vous aider à engager votre public émotionnellement et, éventuellement, les faire se soucier de votre marque.

En un mot, surmonter les difficultés est sur des histoires étonnantes et comment le voyage affecte les gens. « LittleMoments »,raconte l'histoire d'un père qui veut communiquer avec sa fille adolescente si mal, mais ne peut pas éventuellement y arriver. Et son rejet incessant pèse sur lui à la fin de la publicité, le faisant s'allonger sur son lit. Mais c'est alors qu'il voit toutes les photos qu'ils ont prises ensemble scotchées au-dessus de son lit au fil des ans, lui faisant réaliser qu'elle a toujours eu un lien avec lui, il ne le savait tout simplement pas.

2. Les entreprises peuvent utiliser des publicités pour économiser des millions de dollars.

Immersion Neuroscience a constaté que « Human » de M&Ms était la deuxième annonce la plus immersive de leur liste dans la même revue des annonces du Superbowl 2018 mentionnées ci-dessus.

Comme vous pouvez probablement le deviner, lorsque le camion plows Danny DeVito dans le panier de produits, « Humain » a produit la participation la plus émotionnelle. Mais Immersion Neuroscience a découvert que l'intérêt émotionnel a plongé quelques secondes après ce point culminant surprenant et amusant, ce qui signifie que M&Ms aurait dû raser les 10 dernières secondes de cette publicité — et économiser plus de 1,5 million de dollars.

3. Les entreprises devraient organiser des conférences plus interactives.

Immersion Neuroscience a placé INBands sur les participants à une grande conférence mondiale l'année dernière à Houston et a mesuré leur immersion au cours de ces présentations. Ils ont découvert que les discussions succinctes et énergiques créaient l'interaction la plus émotionnelle.

D'autre part, des discussions plus longues doivent tourner autour d'un scénario clair,sinon ils ne tiendront pas l'attention d'un public. En outre, en raison de la grande variété de stimuli, ils se sont rendu compte que le cerveau réagit bien aux présentations multimédia-lourds.

Sur la base de ces résultats, Immersion Neuroscience croit que le suivi de l'implication émotionnelle des participants lors des présentations aidera les entreprises à optimiser leurs conférences en prenant des conférences répétitives et même en offrant des suggestions de présentation spécifiques aux participants.

4. les marques peuvent concevoir la publicité plus efficaces.

L'objectif principal de Neuromarketing est d'avoir un aperçu de ce qui rendra une annonce plus efficace. C'est exactement ce que Roger Dooley a fait avec des produits pour bébés dans une étude utilisant une annonce.

Dooley a utilisé une carte thermique pour voir où les téléspectateurs cherchaient à déterminer si une annonce avait du succès. Sont-ils en train de lire le texte? Vous ne regardez que des photos ?

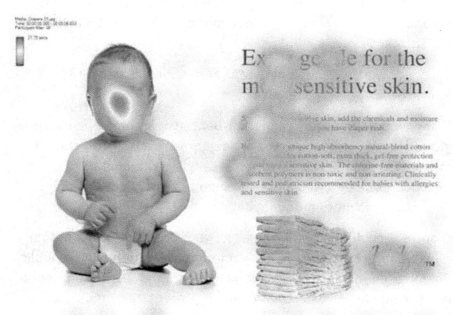

Le bébé regarde directement de la page dans l'annonce ci-dessous. Sans surprise, les spectateurs adorent l'image du bébé. La plupart des gens prêtent plus d'attention à l'image du bébé que le titre et la copie.

Lorsque vous faites le bébé « regarder » le titre et la copie, les auditoires ont commencé à prêter plus d'attention à la copie. C'est parce que les gens vont regarder la même chose que les modèles regardent. Donc, avec la photo ci-dessus, vous n'avez pas été amené à regarder autre chose où le bébé nous regardait, donc vous avez probablement cessé de regarder autour de vous.

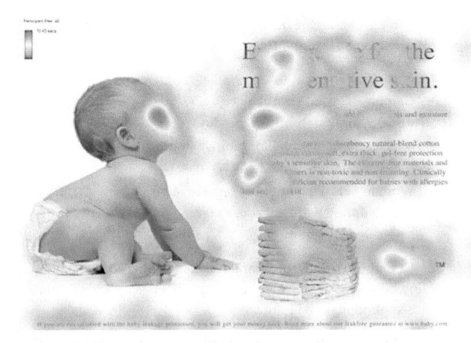

En fin de compte, cette analyse de Neuromarketing a contribué à créer une annonce plus puissante. Essayez de vous assurer que vos modèles regardent ce que vous voulez que l'audience à voir dans vos annonces potentielles.

5. Brands peut vendre plus en utilisant FOMO.

Une technique de marketing et de vente couramment utilisée est la peur de perdre, mieux connu sous le nom d'aversion à la perte.

62% des clients étaient plus susceptibles de risquer leur argent than perdre leur argent dans un sondage.

Voici la situation que les clients ont été donnés:

Si 50 $ vous étaient remis, préférez-vous :

Gardez les 30 $.

Gamble, avec une probabilité de 50/50 que le trou w50 $ serait détenu ou perdu.

43% des sujets ont décidé de jouer quand un expérimentateur a posé la question aux sujets. Then ils ont changé les choix à:

- Perdre 20 $.
- Gamble, avec une probabilité de 50/50 que la valeur totale de 50 $ serait détenue ou perdue.
- Avec cette petite amélioration, le nombre de personnes qui ont joué a vu un bond de 44 %.
- Wpoule plus d'expériences ont été faites comme ça, lorsque l'autre option a été encadrée comme une perte, 100 % des sujets ont joué plus.

Le point à emporter de Neuromarketing est que le cadrage peut avoir une influence significative sur les actions des individus. Und humains sont opposés à l'échec.

En changeant la langue de vos annonces, vous pouvez appliquer ce processus. Vous vendrez mieux si vous pouvez montrer l'effet de ne pas acheter eproduit ou service comme une perte.

6. Les marques doivent assurer lafécondité ef de leur emballage.

Les marques devraient envisager d'utiliser le neuromarketing pour tester la réponse émotionnelledes téléspectateurs à diverses conceptions d'emballage et évaluer quel choix d'emballage évoque le plus haut degré d'emotion et d'implicationdans le rôle.

Frito-Lay l'a fait exactement après avoir utilisé le neuromarketing pour décider de la forme d'emballage qui plaisait le plus aux femmes; nous en discuterons plus en détail dans la section ci-dessous. L'entreprise a conclu que l'emballage des femmes avec des ingrédients sûrs sur le devant évoquait une réponse plus forte et,par conséquent, réa conçu l'emballage pour montrer des photos de vinaigrette ou d'épices pour mettre en évidence l'ingrédient naturel de Frito-snackss. Lay's

7. Pour un produit ou un service, les entreprises peuvent décider du bon prix.

La psychologie est une question de prix.

Les professeurs de marketing de l'Université de Floride Chris Janiszewski et Dan Uy, par exemple, voulaient vérifier si les acheteurs évalueraient un produit à un prix plus juste s'il était de 19,95 $ plutôt que de 20 $. Ils ont effectué une série d'études et ont constaté que les individus « créent des bâtons de mesure mentale qui s'exécutent par incréments loin de toute offre d'ouverture, et la taille des incréments dépend de l'offre d'ouverture ».

Ou, autrement dit: si vous voyez un produit de 19,95 $, vous pourriez souhaiter qu'il était de 19,75 $ ou 19,50 $, mais en termes de nickels et de pièces de dix cents, vous allez rêver. Toutefois, si vous voyez un produit au prix du dollar plein le plus proche, comme 20 $, vous voudrez peut-être qu'il soit au prix de 19 $ ou 18 $ à la place, en prenant la gamme plus loin du prix réel.

De même, en utilisant le neuromarketing, vous pourriez envisager de mesurer la perception des prix par les clients. Si vous demandez à un groupe de discussion s'il est d'accord pour dire que votre produit est à un prix raisonnable, il se méfiera d'accepter la vérité en fonction de la pensée de groupe. Neuromarketing, donc, peut-être un indicateur bénéfique des réactions subconscientes des clients à de tels prix.

8. Les marques mesureront l'efficacité du site Web.

Dans l'annonce de Roger Dooley mentionnée ci-dessus, pour évaluer la version la plus efficace d'une annonce, Dooley a utilisé une carte thermique.

La même chose peut s'appliquer à l'ensemble de votre site Web. Envisagez d'utiliser la technologie pour suivre le mouvement oculaire ou d'autres logiciels de cartographie thermique pour surveiller les zones de votre site Web les plus attrayantes pour les téléspectateurs et les zones ou les pages les moins efficaces.

Vous pourriez suggérer d'utiliser le neuromarketing pour tester les réactions à la mise en page du site Web, colour régime, texte, ou même la taille de la police.

CHAPITRE 6 : ENTREPRISES QUI UTILISENT LE NEUROMARKETING

Il est essentiel de noter que le neuromarketing a été testé par certaines de ces marques il y a des années, dès 2009. Cependant, les neurosciences tardent à progresser, mais il y a encore des leçons utiles et essentielles que nous pouvons tirer de ces deux exemples.

1. Microsoft

Microsoft a voulu tester l'efficacité de ses campagnes de plate-forme Xbox et,plus important encore, comment les annonces tv de 30 secondes et 60 secondes de Microsoft ont fonctionné par rapport aux annonces xbox dans le jeu.

Microsoft s'est associé aux sociétés de neuromarketing Mediabrands et EmSense pour effectuer cette étude et adapter des sujets d'essai avec un bandeau qui pourrait contrôler la fonction cérébrale, la fréquence respiratoire, le mouvement de la tête, la fréquence cardiaque, et la fréquence clignotante, et la température de la peau. Trois formes de publicités ont ensuite été montrées pour tester des sujets par l'entreprise : une annonce kia soul tv de 30 secondes, une publicité Kia Soul TV de 60 secondes et une publicité Kia Soul dans le jeu.

Résultats? Dans la première moitié de la publicité, les publicités télévisées ont déclenché la plus grande quantité d'activité cérébrale. D'autre part, les annonces Xbox Live déclenché l'activité cérébrale de pointe sur l'image répétée de la voiture Kia Soul, ce qui implique que les téléspectateurs Xbox feraient mieux de se souvenir de l'annonce.

Ces résultats ont été soutenus par des mesures plus conventionnelles, telles qu'un taux de rappel de marque sans assistance de 90 % pour la publicité xbox live, contre 78 % pour la publicité télévisée traditionnelle.

2. Frito-Lay

En 2009, Frito-Lay s'est associé à une société de publicité, Juniper Park, pour créer une campagne qui s'adresserait davantage aux femmes. Pour ce faire, Juniper Park a utilisé le neuromarketing pour rechercher le cerveau des femmes et a découvert que l'hippocampe est plus grand chez les femmes, la mémoire et le noyau émotionnel, ce qui indique que les femmes peuvent chercher plus de personnages d'annonce avec lesquels ils peuvent sympathiser.

Des recherches menées par Juniper Park ont également montré que les femmes peuvent avoir une corrélation plus forte entre la prise de décision et les sentiments de culpabilité. Une fois que Juniper Park a discuté de cette étude avec NeuroFocus, ils ont commencé à évaluer différentes publicités pour examiner comment les femmes réagissaient.

En fin de compte, les femmes trouvées par l'agence de publicité peuvent souvent se sentir coupables, en particulier quand il s'agit d'habitudes alimentaires. En conséquence, Frito-Lay ne devrait pas chercher à se débarrasser de cette culpabilité; au lieu de cela, dans ses collations, l'entreprise devrait mettre en évidence ses ingrédients équilibrés et montrer des épices ou de s'habiller sur l'emballage pour illustrer la cohérence de la santé pour éviter pleinement le facteur de culpabilité.

3. Le projet Shelter Pet

Nielson Consumer Neuroscience s'est associé au Ad Council et au Shelter Pet Project pour déterminer la réaction inconsciente des consommateurs à l'annonce « Meet A Shelter Pet ». Pour surveiller l'effet des annonces Shelter, l'équipe a utilisé des mesures EEG et eye-tracking.

Les résultats ont montré que les visages à l'écran, y compris un chien, a augmenté l'intérêt émotionnel des téléspectateurs, et quand le chien étaithors-écran, l'accent a diminué. L'équipe a réduit le temps hors écran du chien afin de minimiser ces problèmes afin d'obtenir un plus grand public et l'interaction et nettoyé la fin.

Grâce à la neuro-commercialisation, l'initiative Shelter Pet a connu une augmentation de 133 % des visites sur le site Web et une augmentation de 28 % des recherches dans les bases de données des personnes qui trouvent des animaux de compagnie.

4. Institution financière allemande

Une institution financière allemande s'est associée à Nielsen Consumer Neuroscience en 2017 pour savoir quelle version de leur annonce a gagné le plus de confiance. Pour ce faire, lors de la visualisation de deux itérations d'une annonce, l'équipe a utilisé des mesures EEG pour déterminer comment les téléspectateurs émotionnellement impliqués se sentent.

Seulement la différence ? La musique classique a été jouée dans une publicité, tandis que l'autre a joué des notes plus contemporaines.

To déterminer dans quelle mesure l'annonce avait transmis des messages à un niveau subconscient, les participants ont ensuite été invités à effectuer une tâche. Les résultats ont montré que la version plus contemporaine surpassait la musique traditionnelle et évoquait un sentiment de « confiance » dans les téléspectateurs. Les instruments classiques sont peut-être associés à un sentiment de calme au lieu de la musique moderne qui évoque un sentiment d'excitation et de danger.

Alors que nous vivons à une époque d'abondance de données, où presque tout peut être calculé, Google Analytics ne sera jamais en mesure de quantifier avec précision l'aspect essentiel de votre campagne de marketing, sa capacité à faire quelque chose ressenti par votre public.

Heureusement, l'espace de neuromarketing évolue rapidement, et les spécialistes du marketing d'aujourd'hui rend leur technologie plus accessible et plus réaliste, ce qui pourrait mener à son utilisation généralisée demain.

CHAPITRE 7 : L'EFFICACITÉ DE LA PUBLICITÉ

Dans son ensemble, l'industrie de la publicité a les pires programmes d'assurance de la qualité. Il s'avère être le produit le plus peu fiable de toute industrie à l'échelle mondiale (leurs publicités et publicités). Cela peut sembler une évaluation inutilement sévère, mais il est axé sur l'évaluation de milliers de publicités sur de nombreuses décennies.

D'après notre expérience, seulement environ la moitié de toutes les annonces fonctionnent; c'est-à-dire qu'ils ont un impact positif sur le comportement d'achat des clients ou la préférence de la marque. En outre,un faible pourcentaged'âge des publicités ont tendanceà avoir des effets néfastes sur les revenus. Comment ces arguments pourraient-ils être vrais? Les agences de publicité neveulent-elles pas que de grandes publicités soient produites ? Les consommateurs ne veulent-ils pas un meilleur marketing? Oui, oui, mais ils sont confrontés à des obstacles redoutables.

Le secteur de la publicité reçoit peu d'informations objectives et précises sur sa publicité, contrairement à la plupart du monde des affaires, réglementé par de multiples boucles de rétroaction. Tout d'abord, parmi les clients, peu de publicités et d'annonces sont jamais vérifiées (moins d'un %, selon certaines estimations). Donc, personne ne sait si la publicité est bonne, pas une agence ou un client. Comment la prochaine publicité sera-t-elle meilleure si personne ne sait si une publicité est bonne ou mauvaise (et pourquoi)? Deuxièmement, la réponse des ventes (une boucle de rétroaction possible) est une mesure notoirement faible de l'efficacité de la publicité une fois que la publicité est diffusée parce qu'il y a encore trop de « bruit » dans les données de vente telles que la concurrence concurrentielle, les hors-stocks, la météo, les conditions économiques, les influences publicitaires, la variance des prix, etc. Troisièmement, certains commentaires promotionnels sont contradictoires et trompeurs : préférences et préjugés de l'agence et du client, points de vue de l'épouse du client,commentaires des concessionnaires et franchisés, griefs marginaux lunatiques, et ainsi de suite.

OBSTACLES À LA GRANDE PUBLICITÉ

Une boucle de rétroaction fiable peut être fournie par des tests publicitaires et conduire à une publicité beaucoup mieux, mais plusieurs obstacles se dnt dans le chemin. L'auto-illusion est le premier grand obstacle à de meilleures annonces. Dans nos cœurs, la plupart d'entre nous estiment que nous savons ce qu'est une bonne publicité et qu'il n'y a pas besoin d'une quelconque évaluation impartiale et objective. Les agences et les consommateurs croient également qu'ils savent comment faire des annonces réussies et les juger. Once organisations et les consommateurs commencent à tomber en amour avec le nouvel artiste, ils perdent rapidement l'intérêt pour toute évaluation rationnelle. Pas besoin de recherche pour les annonces. Affaire classée.

Étrangement, nous ne pouvons pas vous dire si une publicité est bonne ou non après 40 ans d'analyse des annonces, seulement en la regardant. Oui, nous avons des pensées, mais presque toujours, ils ont tort. Les sociétés de publicité et leurs clients, d'après notre expérience, sont tout aussi incompétents dans le jugement de la publicité que nous sommes. Il semble qu'aucun d'entre nous n'est assez sage pour voir des annonces, basées uniquement sur notre propre opinion, des yeux du public cible. Étrangement, après 40 ans de recherche publicitaire, nous ne pouvons pas vous dire si une publicité est réussie ou pas seulement en la regardant. Nous avons des points de vue, mais ils sont presque toujours incorrects. Les sociétés de publicité et leurs clients, d'après notre expérience, sont tout aussi incompétents dans le jugement de la publicité que nous sommes. Aucun d'entre nous ne semble être assez sage pour voir des annonces, basées uniquement sur notre propre opinion, à travers les yeux du public cible.

L'hypothèse que le succès des ventes montrerait si la publicité fonctionne est un deuxième obstacle à de meilleures annonces. Il est presque difficile d'utiliser les données de vente pour juger de l'efficacité des annonces à moins que la réponse des ventes à la publicité soit immédiate et écrasante. Comme nous l'avons déjà mentionné, tant de facteurs dépassent notre influence qu'il est difficile d'isoler les seuls résultats des annoncesdans lesmédias. Enoutre, certaines publicités fonctionnent en quelques semaines, tandis que d'autres publicités peuvent prendre plusieurs mois pour afficher des résultats positifs. Ovos tentatives de lire les données de vente peuvent être confondues par cette réaction retardée. La publicité a souvent aussi des effets à court terme qui pourraient représenter des informations sur les ventes et des effets à long terme qui pourraient facilement être ignorés par la plupart d'entre nous dans les données de vente ultérieures. En raison de ces contraintes, les données sur les ventes en tant que mesures de l'efficacité de la publicité semblent être confuses et inexactes.

Une façon de calculer ces effets publicitaires sur les recettes est un mode de mix marketing sophistiquélling. Pourtant, il faut aussi des millions de dollars et des années de travail, et il implique la création de bases de données stériles d'information sur les ventes and toutes les variables marketing-entrée. Peu d'entreprises ont le budget requis, la patience, des bases de données fiables et des compétences technologiques pour modéliser la combinaison de marketing. Marketing mix modelling ne nous aide pas à mesurer la contribution d'une seule publicité,mais plutôt les effets cumulatifs sur une longue période de plusieurs publicités différentes. T ilmarketing mix simulation ne nous dit pas pourquoi la publicité a réussi ou pourquoi il n'a pas réussi. Est-ce le message, le poids des

médias,ou le mélangemedia qui a rendu la publicité efficace?
Marketing mix modelling est généralement incapable de répondre à
ces types de questions. Ungain, lorsque vous prenez des décisions
stratégiques au sujet de vos annonces, les données de vente sont
d'une utilité minimale.

« La tendance répandue de nombreuses agences de publicité (mais
pas toutes) à faire une pause, à saboter et à entraver les tentatives
visant à tester de façon critique leurs « bébés » novateurs est le
troisième obstacle à une meilleure publicité. Qui veut un bulletin
sur la qualité de son travail? C'est très menaçant. Les résultats
bouleverseraient les gens artistiques. Les clients peuvent être
frustrés par le résultat. Le départ ement peut perdre le courant. En
trouver des excuses pour arrêter la vérification de copie, les
agences peuvent être très imaginatives. Quelques-uns de nos
favoris:

- On n'a pas le temps. Dans cinq jours, on doit passer la radio,
  donc on va devoir sauter les tests.
- Ces publicités sont basées sur des sentiments et des
  émotions, et ces subtilités délicates et artistiques ne
  peuvent pas être calculées.
- Au cours de la phase de croissance, nous avons déjà vérifié
  les publicités avec un groupe de discussion.
- Ce sont des publicités d'image, et avec les méthodes
  traditionnelles de test de publicité, vous ne pouvez pas
  surveiller l'imagerie.
- Dans cette campagne, nous avons tellement d'argent que
  peu importe les résultats de la recherche. Nous ne pouvons
  pas nous permettre le changement.
- Nous sommes en faveur de la recherche, donc excluons
  certaines questions sur le but d'achat et la persuasion du
  questionnaire.

- Avec les médias numériques et les nouveaux messages, nous sommes dans une nouvelle ère, et aucune des étapes traditionnelles de test de copie ne s'applique plus.

Le grand ego artistique est le quatrième obstacle à des annonces plus réussies. La perception que les publicités ne peuvent être produites que par les « créatifs » del'organisation, et la croyance que l'imagination est leur domaine exclusif constitue un obstacle majeur. La publicité great continue d'évoluer, basée sur l'apport objectif des publics cibles, avec beaucoup de travail acharné, de réglage fin,et de bricolage. Les énormes egos imaginatifs ont tendance à résister à des changements évolutifs comme ceux-ci. Nous avons vu des campagnes brillantes abandonnées parce que les agences n'envisageraient pas de petits ajustements promotionnels. Les grands egos ne se limitent pas aux agences de publicité, pour être honnête. Les énormes egos des consommateurs peuvent également être un obstacle à une bonne publicité. Un autre défi est l'ego des entreprises de recherche. Les grands egos construisent des obstacles parce que l'émotion, au lieu de la logique, de la rationalité et de l'entrée du client, motive la prise de décision publicitaire. Les gros egos contribuent aux mauvaises annonces.

L'hypothèse commune que ses principaux rivaux savent ce qu'ils font est le cinquième obstacle à de meilleures annonces. Ne copiez que les tactiques promotionnelles du concours, et le succès suivra certainement. Nous avons récemment eu un client qui était sur le point d'imiter la stratégie publicitaire d'un concurrent majeur. Nous pourrions encore convaincre le client de tester toutes les grandes publicités concurrentielles par mesure de précaution avant de copier aveuglément l'approche publicitaire du concurrent. En termes de part de marché et de rentabilité, ce rival était le leader de l'industrie. Malgré ses mauvaises annonces, nos recherches ont rapidement montré que ce leader du marché était le leader de l'industrie. La recherche a également montré que, en comparaison, un autre rival avait de meilleures annonces. Til ambition du client d'imiter le pionnier de l'industrie a rapidement disparu.

Le manque de stratégie ou de faire une mauvaise stratégie est le sixième obstacle à de meilleures annonces. Ici, le client est le plus souvent fautif. Le consommateur n'a pas fait ses devoirs, n'a pas beaucoup réfléchi à sa marque et à son potentiel, et n'a pas construit et testé d'alternatives stratégiques. Le client dit à l'agence d'aller de l'avant et de construire des annonces fantastiques sans offrir de conseils pour la stratégie. Il est laissé à l'agence de deviner et de spéculer sur la politique. Dans un vide de stratégie, la grande publicité est rarement faite. Si le client ne peut pas établir un plan solide,l'agence ne peut pas produire de grandes annonces. Le blâme pour la politique, encore une fois, incombe directement au client.

L'ineptie du client est le septième obstacle à de meilleures annonces. Les systèmes, les pratiques et les individus de certains clients ont tendance à empêcher la production de grandes annonces. Lamarque de fabrique des clients se « tueur d'agence »ont tendance à êtrel'arrogance, l'incertitude, l'impatience, l'indifférence, l'aversion au risque, et l'incohérence. Une grande exposition est rarement stimulée ou acceptée par les clients pauvres.

La mauvaise vérification des copies par les firmes de recherche est le huitième et dernier obstacle à de meilleures annonces. De nombreux systèmes de test pour les annonces sont limités à quelques marchés (et ne peuvent donc pas fournir d'échantillons représentatifs). Certains régimes sont si coûteux que les dépenses de recherche dépassent l'avantage des résultats. Les firmes de recherche se sont rendu coupables de se concentrer sur une ou deux mesures simplistes de l'efficacité de la publicité tout en ignorant de nombreux autres facteurs importants. Par exemple, les sociétés de recherche n'étaient pas d'accord publiquement sur ce qui était le plus pertinent pour les mesures de persuasion ou les mesures de rappel depuis plusieurs années? La réalité est que les deux sont importants, mais le fait qu'aucun de ces actes seuls ou en combinaison teste l'efficacité des annonces est d'une plus grande importance. De nombreuses variables différentes doivent être calculées et prises en compte simultanément pour juger de l'efficacité d'une annonce.

CRÉER UNE MEILLEURE PUBLICITÉ
Comment une entreprise de recherche, de consommation, d'agence et de recherche peut-elle travailler ensemble pour produire des publicités plus efficaces, compte tenu de tous ces obstacles à une meilleure publicité?

1. Pour sa marque, le consommateur doit élaborer un plan solide basé sur la vérité, et non sur les vœux pieux et l'illusion de soi. Dans la stratégie de marketing, le client doit identifier soigneusement le rôle de la publicité et fixer des objectifs de communication spécifiques pour la publicité. Qu'est-ce que le consommateur veut que la publicité reflète, fasse exactement? Dans un vide de connaissances, les agences sont trop souvent invitées à construire des annonces. Les agences ne sont pas des travailleurs qui font des miracles. La stratégie doit être verrouillée une fois lastratégie, et les alternatives de positionnement sontétablies, vérifiées, et rarement modifiées par lasuite.

2. Au fur et à mesure que des exécutions innovantes sont établies par rapport à la stratégie, chaque exécution parmi les membres du public cible doit être prétestée. (Le « prétest » fait référence à la recherche publicitaire jusqu'à ce qu'elle soit diffusée et/ou avant le développement final. Il s'agit d'un mot sténodé pour « pré-test » lorsque le terme « test » est utilisé dans ce livre.) Plus le nombre d'exécutions testées est élevé, plus il est probable qu'une grande publicité apparaîtra. La recherche créative offre une boucle de rétroaction cohérente qui encourage les agences et les consommateurs à devenir plus intelligents au fil du temps. Une fois que la campagne idéale de l'avenir est établie comme une famille

hypothétique de publicités, alors la campagne devrait être verrouillée. Pour optimiser la production, la cohérence à long terme d'un message publicitaire est essentielle.

3. Utiliser la même méthode de test en continu. Il n'existe pas de méthode idéale de test publicitaire. Certains sont meilleurs que d'autres, mais les annonces peuvent augmenter dans l'une ou l'autre méthode. L'astuce consiste à utiliser à plusieurs reprises une méthode pour que chacun sache interpréter les résultats des tests pour la catégorie et la marque particulière (client, organisation et chercheurs).

4. Testez les annonces à un stade précoce du processus créatif (c.-à-d.la phase « storyboard » ou « animatique ») si le budget le permet, et même testez à la phase promotionnelle terminée. Avant de dépenser beaucoup d'argent sur la production finale, les testsprécoces permettentde peaufiner etd'affiner les publicités brutes. Les tests à un stade précoce semblent, mais pas toujours, extrêmement prédictifs des scores commerciaux finis. La vérification des annonces terminées vous donne plus de confiance que « sur la stratégie » d'uneannonce en cours d'exécution est votre publicité.

5. Au fil du temps, élaborez vos propres « normes d'action». Vous commencerez à apprendre ce qui fonctionne et ce qui ne fonctionne pas lors de l'évaluation de chaque exécution. Considérez les exigences de l'entreprise d'essai comme des étapes très grossières et approximatives pour vous aider à commencer par un programme de test. Mais construisez vos exigences de catégorie et de marque aussi facilement que possible (oui, toutes les mesures d'efficacité publicitaire varient selon la catégorie de produit et la marque). Ce que vous cherchez à long terme n'est pas des critères, mais des normes de conduite (c'est-à-dire la conscience que ces scores de test publicitaire peuvent se traduire par de vrais scores de vente). Jencreases).

---

6. Utilisation d'un modèle statistique pour chaque exécution pour obtenir un score global. Si le nom de la marque n'est pas enregistré, peu importe qu'une annonce ait une grande persuasion. Si personne ne remarque la publicité elle-même, peu importe qu'une annonce enregistre le nom de la marque. Peu importe qu'une annonce suscite des intérêts d'achat à court terme si elle nuit à la crédibilité de la qualité de la marque au fil du temps. Par conséquent, pour développer une mesure composite ou globale de l'efficacité de la publicité, toutes les principales variables doivent intelligemment être réunies.

7. Utilisez les résultats du test comme référence ou prédicteur, mais ne devenez pas un esclave modèle mathématique. Lisez attentivement toutes les questions ouvertes. Assurez-vous de bien comprendre les causes sous-jacentes. Basez vos options sur cet examen détaillé des résultats, et laissez une certaine marge de manœuvre pour vous-même. Chaque situation marketing ne peut être prédite par aucun modèle ou méthode ou offrir une solution 100% parfaite à chaque fois. Le jugementhumain k nowledgeable reste la clé.

8. L'«amélioration continue » des annonces doit être reconnue par les consommateurs et les agences comme un objectif essentiel. Cela implique que chaque exécution est testée et modifiée sur la base des preuves scientifiques du public cible. Nous ne parlons pas de changer le plan ou de changer la campagne, juste de s'assurer que « sur la stratégie » est chaque exécution d'unnd travailler aussi dur que possible.

9. Une formule de succès publicitaire qui fonctionne est l'objectif ultime de tester. L'objectif de la création publicitaire innovante et l'objectif des tests publicitaires est de définir les éléments/idées au cœur de l'efficacité de la publicité et de s'assurer que toutes les exécutions publicitaires communiquent systématiquement ces éléments/idées.

LE POUVOIR DE LA PUBLICITÉ

Sur la base de milliers d'études dans nos archives, nous croyons au pouvoir de la publicité. La publicité peut convaincre, le pouvoir de changer d'avis, et le pouvoir de former le destin. Elle a le pouvoir de changer de marché et d'augmenter ses marges bénéficiaires. La publicité a un pouvoir à court terme (transmission de nouvelles données, sensibilisation, amélioration de la crédibilité, etc.) et de puissance à long terme (transmission d'une image de marque, attachement de valeurs émotionnelles à la marque, renforcement d'une réputation positive, etc.). Dans la pratique, le grand pouvoir de la publicité est rarement atteint, mais nous ne pouvons pas abandonner. Il y a tellement de place et d'espoir. L'avenir et les richesses qui vont avec seront la propriété d'entreprises qui maîtrisent les processus innovants d'orientation et de test pour produire et déployer continuellement de grandes annonces. Un masque d'invincibilité est une publicité exceptionnelle.

CHAPITRE 8 : DESCRIPTION DES NEUROSCIENCES : POURQUOI L'IMAGE DE MARQUE EST-ELLE IMPORTANTE POUR LE CERVEAU?

Il est juste de dire que les professionnels de l'industrie de l'image de marque ont utilisé notre connaissance de la motivation humaine et des actions pour construire des biens, des services, des logoset des promotions qui répondent au bon client depuis le début du marketing. Nous avons même utilisé ces stratégies pour utiliser les bonnes données démographiques et psychographiques pour identifier les personnes idéales de l'utilisateur.

Plus nous pouvons comprendre du point de vue de la recherche sur nos clients, plus nous pouvons adapter nos plans de marketing et nos stratégies publicitaires pour répondre au bon groupe et réduire le gaspillage budgétaire. Si vous avez étudié le marketing avant, puis sans le comprendre, il ya une chance équitable que vous avez déjà utilisé le marketing en neurosciences.

Pour un concept fondamental de neurosciences, vous devez réaliser que les neurosciences sont un domaine d'étude qui examine les réponses cognitives et affectives des êtres humains. Jeme concentre sur la façon dont certains stimuli sont répondus par le cerveau. Dans le cas du « neuromarketing », l'accent est mis sur la façon dont le cerveau réagit à ces stimuli marketing. Déjà, les entreprises ont investi dans le marketing en neurosciences de Google à Disney et même CBS.

Vous devriez envisager les neurosciences chaque fois que vous examinez votre plan de marketing ou élaborer une stratégie conçue pour améliorer votre expérience client ou renforcer la reconnaissance de la marque. En fait, pour avoir une meilleure idée du « Big Data » qui prend en charge le marketing en neurosciences, certains spécialistes du marketing utilisent également la technologie de suivi oculaire et l'analyse des données. C'est une recherche comme celle-ci qui nous a montré que, par exemple, nous avons tendance à regarder les visages humains sur le texte.

Voici quelques-unes des façons dont les entreprises ont commencé à utiliser les annonces en neurosciences :

Recherche d'emballages

Depuis qu'ils ont trouvé de nouvelles connaissances sur la façon dont les consommateurs réagissent aux diversesformesd'emballage, les neurosciences visuelles ont incité Campbells à réinventer leurs emballages. Les clients, par exemple, réagissent mieux aux emballages « mats » que les textures brillantes.

Psychologie des couleurs

Dans vos décisions d'image de marque, la couleur peut être un instrument puissant. À un impact étonnant, d'innombrables entreprises ont utilisé la couleur. Par exemple, la meilleure teinte pour transmettre le professionnalisme est un bleu frais. Le rouge et le jaune, d'autre part, sont plus susceptibles de provoquer la faim.

Efficacité de l'annonce

To fournir un aperçu des préférences des consommateurs, le marketing en neurosciences nous a aidés tap dansl'imagerie et les avantages du Big Data. Par exemple, trois publicités différentes ont été perçues par les participants à une étude, et la campagne publicitaire qui a déclenché plus d'activité cérébrale dans une région particulière a généré des volumes d'appels plus élevés pour ce secteur.

Chaque aspect de l'image de marque est devenu une science, tout comme le design et le marketing. Aujourd'hui, les entreprises utilisent diverses mesures standard de l'industrie pour enregistrer des données significatives sur les niveaux d'interaction et d'affinité des clients. Tout, des clics et des conversions aux médias sociaux aime peut représenter des détails précieux sur la façon dont votre marque communique efficacement avec vos clients.

Neurosciences marketing : Bâtir la foi en ligne

Alors, la question est, pourquoi tant d'annonceurs commencent-ils à prendre le train en marche aujourd'hui si les neurosciences ont toujours été rôder dans l'histoire de la bonne image de marque?

L'explication facile peut être qu'il y a un changement radical dans le monde qui nous entoure. Les progrès réalisés dans le traitement et la technologie des données ont introduit un tout nouveau paysage pour les marques au cours des cinq dernières années environ. Par exemple, les cookies ont généré des empreintes de pas pour les consommateurs qui permettent aux spécialistes du marketing d'avoir un meilleur accès à la navigation et d'acheter des modèles dans les données en temps réel.

En plus de cela, il convient de se rappeler qu'aujourd'hui il ya plus de contenu que jamais enligne , which signifie que les marques doivent travaillerinfiniment plus dur pour attirer l'attention de leur public cible. Environ 50 % des publicités ne sont pas reconnues, selon une étude de Google.

Le marketing en neurosciences est simplement une méthode qui demande aux entreprises d'analyser l'analyse et les résultats et l'examen empirique avant d'aborder un processus qui pourrait influencer les décisions d'achat des consommateurs. Bien que cela puisse sembler abstrait et un peu déroutant, les neurosciences et le marketing sont plus faciles àdéballer que vous ne le pensez.

Voici quelques conseils rapides pour l'utilisation en ligne des neurosciences :

1. Commencez par mettre l'accent sur l'émotion

Pour réussir le marketing, les émotions sont critiques. C'est ainsi que vous répondez à l'esprit subconscient de vos clientslorsque vousmélangez votre marque avec émotion. Réfléchissez à la façon dont vous devriez communiquer avec vos clients à un niveau plus émotionnel pour intégrer les messages en neurosciences dans vos campagnes. Par exemple, une image mignonne d'un chiot utilisant votre produit pourrait rendre vos clients heureux, tandis qu'une image triste ou inquiétante pourrait inspirer le chiffone. Habituellement, les neurosciences visuelles sont plus puissantes quand il s'agit de sentiments.

2. Les stimuli visuels fonctionnent mieux,

Comme décrit ci-dessus, les gens répondent plus aux images parce que la vue est l'un des sens initiaux que nous créons. Nous commençons à attribuer une signification émotionnelle aux images au fur et à mesure que nous nous développons. Les couleurs vertes et rouges, par exemple, nous font nous sentir festifs, tandis que le jaune nous fait penser au soleil. Vous commencerez à déclencher des réponses émotionnelles plus cohérentes de la part de vos clients, augmentant les affinités et les conversions simultanément, si vous pouvez utiliser les neurosciences visuelles dans n'importe quoi, de votre logo à votre contenu en ligne.

3. Pensez à des prix intelligents

Si vous vous êtes déjà demandé pourquoi beaucoup d'articles avec des chiffres comme £ 399,95 plutôt que £ 400,00 sont au prix, vous pourriez être choqué d'entendre que les neurosciences est tout à ce sujet. Bien sûr, nous savons intellectuellement que les chiffres sont très similaires, mais les chiffres sont vus très différemment par nos esprits subconscients. Un coût peut déclencher une réponse immédiate à la douleur,et plus le prix semblebas, mieux nous nous sentons à ce sujet.

4. Les gens aiment la preuve

Le fait que les clients sont toujours à la recherche de preuves qu'ils peuvent faire confiance à une entreprise ou une marque est l'une des raisons pour lesquelles le bouche à oreille marketing est si réussie de nos jours. Les acheteurs sont entourés de publicités incessantes d'entreprises worldwide, tout le monde disant qu'ils peuvent faire quelque chose de mieux que leurs rivaux. Si vous pouvez donner une autorité supplémentaire à votre marque avec des témoignages, des évaluations et des faits, alors vous êtes sûr de se démarquer.

5. Différentes communautés préfèrent des choses différentes

Tout en pensant aux êtres humains comme une grande société liée est bonne; il est essentiel de noter que différentes personnes réagissent différemment à certaines choses. Si vous voulez communiquer avec vos clients, vous devez savoir comment vous pouvez faire le plus de désirs, pensées et humeurs desconsommateurs dans votre stratégie de marketing en neurosciences s. Recherche approfondie dans le public pour comprendre ce qui est attrayant poureux.

Neurosciences et marketing : comment les neurosciences peuvent être incluses dans le contenu

Parfois, ils ne comprennent pas explicitement les principes psychologiques que les spécialistes du marketing commencent à trouver des moyens d'améliorer leurs stratégies de marketing de contenu. Toutefois, concentrer votre optimisation sur les neurosciences pourrait vous permettre de faire appel à vos clients à un niveau beaucoup plus profond.

La bonne nouvelle, c'est qu'un neuroscientifique n'a pas besoin d'être embauché pour venir vérifier votre contenu pour vous. Bien qu'une agence de marque compétente et une entreprise de fabrication de contenu puissent vous soutenir,l'objectif est de vous assurerque vous examinez les dernières découvertes d'études en neurosciences pour guider vos futures campagnes.

Voici quelques-unes des façons dont vous pouvez stimuler vos activités de marketing de contenu en utilisant les neurosciences en ligne :

1. Utiliser l'émotion viscérale

Nous avons discuté ci-dessus que l'émotion est essentielle à la commercialisation des neurosciences et que les neurosciences visuelles sont plus puissantes à cet égard. Il est crucial, cependant, de s'assurer que vous faites appel aux bonnes émotions. En général, lorsque nous sommes déclenchés par des sentiments forts, tels que la frustration, l'excitation, ou même la peur, notre cerveau est plus susceptible de passer à l'action. Vous obtiendrez de meilleurs résultats si vous pouvez utiliser vos campagnes pour inciter à des réactions émotionnelles. Check out e estwwf commercial, par exemple:

C'est terrifiant, c'est dégueulasse, et a fait face à ça. Jene suis pas si étrange et écrasante est l'image visuelle qu'il vous remplit d'un sentiment d'effroi. C'est le sentiment, aussi désagréable soit-il, qui nous motive à nous comporter.

2. Faire appel aux instincts égoïsfs du cerveau

Les cerveaux humains se sont développés pour être égoïsfs au fil du temps. Cela ne signifie pas nécessairement que nous sommes tous avides, mais nous nous concentrons sur le fait d'être heureux et satisfaits de nous-mêmes. Il peut être plus favorablement reçu matériel qui caresse l'ego du lecteur et leur fait sentir validé. La campagne Always Like a Girl, par exemple, a fait appel au besoin des femmes de se sentir valorisées et appréciées :

3. Nourrir le besoin de convivialité

L'une des raisons pour lesquelles, pour les entreprises d'aujourd'hui, une identité fiable et une forte personnalité sont si puissantes est que les clients veulent instinctivement tirer le confort d'expériences « familières ». Notre cerveau libère de la dopamine quand nous nous souvenons d'un modèle familier, ce qui nous fait nous sentir mieux. Votre objectif devrait être de créer du contenu dans l'environnement marketing qui semble familier dans la police, les images, les graphiques et les couleurs que vous utilisez.

4. Éviter la complexité

Bien qu'il soit essentiel de donner beaucoup de valeur à votre contenu à vos clients, vous voulez également rendre les choses que vous créez simples et faciles à utiliser. Après tout, quelque chose considéré par le cerveau comme difficile à interpret devient immédiatement une tâche plus longue et stressante. Une meilleure façon d'éviter la complexité est de rendre le contenu plus « scan-able », avec des points de balle, des listes et des sous-têtes.

5. Surprenez votre lecteur

Enfin, il est essentiel de s'assurer que vous n'êtes pas seulement barattage sur les mêmes vieux mots et phrases pendant que vous faites du matériel. Nous sommes si constamment soumis à un flux incessant d'annonces en ligne de nos jours qu'il est difficile de voir les arbres dans la forêt. Vous serez en mesure de surprendre et d'engager votre lecteur en découvrant votre intention de marque et les points de distinction.

Pensez à jetant plus de photos et de vidéos dans vos billets de blog, par exemple. Envisagez d'essayer un nouveau format pour votre contenu qui partage la même personnalité que vos autres messages pendant une semaine.

CHAPITRE 9 : NEUROSCIENCES VISUELLES : COMMENT LE CERVEAU VOIT L'IMAGE DE MARQUE

Nous avons déjà abordé l'essentiel des neurosciences et du marketing visuel. Nous allons creuser un peu plus profondément dans cette idée dans cette partie de notre post pour vous aider à créer une marque plus durable axée sur la façon dont le cerveau voit l'image de marque.

Bien que toutes les meilleures marques soient multidimensionnelles, nuancées et construites pour la durabilité, il est essentiel de noter que vos identités visuelles, telles que vos polices, logos, sont essentielles lorsquevous en apprendre davantage sur la façon dont le cerveau humain fonctionne et les guides de manifeste de marque peuvent êtreaméliorés.

Alors, comment le cerveau voit-il l'image de marque exactement?

Les êtres humains sont friands de familiarité.

Il y a plus d'êtres humains visuels que vous ne le savez peut-être. En réalité, la puissance de traitement visuel est composée de près de 50 % du cerveau. Vos yeux transmettent des signaux le long des gyrus fusiformes qui composent la plus grande partie du cerveau humain, le cerveau lorsque les consommateurs voient votre logo ou slogan. En reconnaissance et en traitement visuel, c'est cette partie du cerveau qui joue un rôle clé.

Avec une image de marque claire, plus vous donnez à votre cerveau la même expérience, plus il devient familier. C'est pourquoi rester fidèle à leur identité visuelle le plus longtemps possible est crucial pour les marques.

La cartographie visuelle est essentielle

Comprendre l'effet sur le cerveau d'articles tels que la profondeur, la couleur et le mouvement peut également aider les entreprises à créer des expériences plus cohérentes pour les marques qui conduisent les clients à des objectifs clairs. C'est pourquoi de nombreuses marques expérimentent avec des éléments tels que la simplification, l'observation et la mise en évidence dans la conception du site Web pour pousser les utilisateurs instinctivement vers le bas d'une voie de navigation.

Comprendre comment l'œil de vos utilisateursse déplace à travers la page et quels éléments ils reconnaissent en premier peut aider les entreprises à créer des sites Web en ligne et des images visuelles qui attirent l'attention sur des choses tellesque les appels à l'action, incitant les membres du public à s'engager davantage.

Colors compter

Vous savez peut-être déjà à quel point color peut être essentiel dans votre conceptionweb, mais saviez-vous que tout ce que vous faites et dites en ligne peut être influencé par les couleurs que vous utilisez? Bien que l'imagerie bleue puisse offrir plus d'autorité à un article scientifique en évoquant des sentiments de professionnalisme, des couleurs vives comme l'orange et le jaune peuvent donner un sentiment de positivité écrasante à votre marque.

Dans presque tous les aspects de l'image de marque et du marketing, les couleurs jouent un rôle majeur. Lors de l'utilisation des neurosciences visuelles, votre objectif principal devrait être d'utiliserefficacement la couleur pour ajouter de la profondeur à la personnalité de votre entreprise et à sa présence enligne.

Les polices aideront consumers à se concentrer sur le message.

Notez que l'utilisation de polices et de styles uniques affectera considérablement le nombre de personnes qui visitent votre site Web lors du choix des éléments de neurosciences visuelles de votre marque. Avec des métiers distincts, certaines polices de caractères s'adaptent bien. Assurez-vous d'en choisir un qui correspond bien au message de votre marque. Le cas échéant, n'oubliez pas d'utiliser l'audace pour maximiser l'impact et vous assurer de rester cohérent sur tous vos canaux en ligne.

CONSEILS SIMPLES POUR LE NEUROMARKETING ET LES NEUROSCIENCES

Appelez-le ce que vous voulez, le marketing pour le neuromarketing ou les neurosciences répond au fait que tout ce que vous faites en ligne affecte la perception, le produit et l'identité de votre entreprise. Depuis la nuit des temps, nous utilisons la psychologie pour renforcer notre façon de tendre la main et d'interagir avec nos clients.

Vous devriez déjà connaître les principes fondamentaux des neurosciences et du marketing à l'heure actuelle. Voici, cependant, quelques conseils clés qui pourraient vous aider à augmenter la capacité de neuromarketing:

1. Vous devez toujours la marque de votre contenu

La conception affecte le lecteur, tel que décrit dans la section ci-dessus, et il peut également affecter votre réputation. Parce que la recherche indique que les individus ne traiter les annonces, il est crucial d'avoir une expérience de marque cohérente et canal et plate-forme, même si elles n'y pensent pas activement. Pensez à la:

- Ajout de photos de marque à des messages sociaux.
- Utilisation du même profil d'image sur toutes les plateformes.
- Insérer n'importe où vous pouvez obtenir votre logo.

2. Action rapide avec des images

Aujourd'hui, les neurosciences en ligne nous montrent que nous n'avons qu'environ 50 millisecondes pour donner une impression à notre public cible. Cela signifie que exactement ce que vous réfléchissez aux yeux de votre public sera décidé par les photos que vous utilisez et produisez sur votre site Web.

Rappelez-vous, les yeux des lecteurs voyagent de haut en bas et de gauche à droite dans la culture occidentale. Ensûr, vous dirigez eose yeux des individusàl'endroit où vous voulez que l'accent de votre lecteur d'aller si vous utilisez des photos de personnes. Un exemple parfait est cette page de destination sur LeadPages:

3. Concentrez-vous sur la mise à l'aise de vos lecteurs

Le marketing en neurosciences peut souvent impliquer la production d'expériences subliminales au-delà des limites habituelles de la sensibilisation de votre public. La recherche suggère, par exemple, que les individus sont plus susceptibles d'appuyer les points de vue des personnes qu'ils considèrent comme confiantes. Cela peut signifier qu'il vous rend plus crédible pour vos clients en utilisant la confiance dans votre écriture.

Une bonne façon de démontrer la foi est de s'assurer que vous étudiez soigneusement votre matériel et utilisez des termes et des phrases forts. Ne dites pas à vos clients ce que vous savez et faites-leur croire en vous, que quelque chose « pourrait » être d'une certaine façon.

4. Utiliser l'influence sociale pour inspirer l'engagement

L'effet « pom-pom girl » indique que les personnes dans les collectivités sont plus désirables qu'isolées. C'est pourquoi les influenceurs des médias sociaux sont si puissants pour améliorer la poussée et l'interaction de la marque. Si vous pouvez amener les gens à croire en votre marque avec beaucoup de fans ou une grande foule, vous be plus susceptibles de persuader de nouveaux clients que vousêtes digne de confiance.

Pour échanger des témoignages et des commentaires de clients qui ont déjà travaillé avec votre marque, vous pouvez également utiliser vos plateformes de médias sociaux. Cela permettra aux personnes qui se sentent en insécurité au sujet de votre marque de se sentir plus ouvert au sujet de vous donner une occasion.

Utilisation des neurosciences en ligne : il est temps d'obtenir des

Il n'y a aucun désaccord avec le fait que le cerveau répond instinctivement à divers types de stimulation. En tant que marque en pleine croissance, le défi est de trouver un moyen de tirer parti et de transformer le stimulus nécessaire en vos solutions de contenu marketing.

Plus vous pouvez comprendre le marketing des neurosciences, plus vous pouvez améliorer votre stratégie en tant que marque et réfléchir à la façon dont vous pouvez interagir à un niveau plus profond avec vos clients. Vous pouvez savoir comment utiliser les émotions pour réveiller le cerveau, par exemple, ou utiliser les neurosciences visuelles pour améliorer la reconnaissance.

Bien que le marketing en neurosciences puisse être un domaine extrêmement compliqué à aborder lorsque vous venez de commencer en tant qu'entreprise, c'est aussi un moyen puissant de maximiser l'efficacité de vos campagnessans compter sur des essais coûteux et des tests A/B. Avant de commencer à écrire, plus vous pouvez comprendre vos clients, plus vous pouvez créer des personas utilisateur utiles et des lignes directrices pour se rapporter à votre audience correctly.

CHAPITRE 10 : LA CLÉ DU SUCCÈS D'UN SPÉCIALISTE DU MARCHÉ : COMPRENDRE LES MOTIVATIONS DES CONSOMMATEURS

En tant que spécialistes du marketing, nous devrions tous accepter qu'il est essentiel de tenir compte du motif de nos clients,du désir interne de répondre à leurs besoins physiologiques etpsychologiques et de leurs désirs. C'est parce que les principaux moteurs des décisions d'achat sont les motifs. Pour défendre les biens connexes, mettre en valeur lacréativitéet créer des communications marketing efficaces, les spécialistes du marketing doivent comprendre le processus de prise de décision et d'achat.

Les clientsvont-ils de la définition de motifs à l'achat de biens et de services qui conviennent à leurs besoins et à leurs désirs? Le processus se distingue par quatre étapes distinctes :

1. Il commence par un besoin latent ou exédant d'être reconnu. Let's font usage de la faim;fou exemple,

2. Lorsque nous comprenons le besoin de faim, cela crée un stress intrinsèque ou un inconfort que nous sommes poussés à satisfaire. C'est peut-être parce que c'est l'heure du déjeuner si vous avez faim, donc vous commencez à considérer vos choix de déjeuner.

3. Votre motivation se transforme en désir (ou désir), peut-être dans un but particulier basé sur un type de produit (p. ex., hamburgers, salade, pizza, etc.) ou un produit spécifique (p. ex., un sandwich Pret A Manger ou une salade Sweetgreen).

4. Grâce à un comportement qui répond à vos besoins d'origine, votre objectif estatteint, réduisant le stress que vous ressentez. Dans ce cas, en commande et en mangeant une salade verte sucrée, vous avez peut-être répondu à vos besoins.

---

promu

Mitsubishi Heavy Industries BRANDVOICE | Programme de programmes rémunérés pour les industries lourdes

Qu'est-ce que cela implique que l'Amérique est un exportateur net de GNL?

Pour plusieurs raisons, les spécialistes du marketing doivent comprendre ce processus, notamment :

La création de communications marketing qui transmettent une valeur fonctionnelle ou émotionnelle alignée sur la réponse aux besoins ou au stress que les clients ont reconnus et tentent de satisfaire.

Le lancement opportun de ces communications marketing afin que les clients voient ces messages comme ils découvrent les besoins à répondre ou à soulager, veut, et les tensions.

La création de nouveaux produits, fonctionnalités, expérienceset innovations en gros peut mieux atteindre l'objectif desconsommateurs.

Mais, en raison de la complexité des motivations non physiologiques, les spécialistes du marketing ont souvent du mal à identifier et à comprendre les motivations des consommateurs (p. ex., motivations en dehors des besoins fondamentaux en matière de nourriture,de vêtements et d'abris). Voici comment les annonceurs peuvent comprendre les motivations des consommateurs et tirer parti de ces idées pour réussir des campagnes de pouvoir.

Tirer parti des études actuelles en physiologie.

Ne réinventez pas la roue en cherchons à comprendre les motivations de vos consommateurs. Au lieu de cela, le système développé par Ernest Dichter dans les années 1950 est basé sur des modèles existants de motifs de consommation. Selon Dichter, la consommation de produits est tirée par 12 motifs clés, et chacun de cesmotifs se traduit par divers choix de produits. Pouvoir, masculinité-virilité, sécurité, érotisme, pureté morale/propreté, acceptation sociale, individualité, statut, féminité, récompense, maîtrise de son environnement, nation desali(désirde se sentir lié au monde qui nous entoure)et magie-mystère sont les 12 motifs. Il vous permet de former la base de votre positionnement, proposition de valeur, et des campagnes de marketing pour comprendre quel motif de consommation pousse les clients à acheter vos produits.

Effectuer des recherches pour tenir compte des motivations des clients.

L'un des travaux les plus remarquables de Dichter a porté sur la compréhension des motivations des consommateurs pour servir de base à une campagne de marketing pour un produit P&G, Ivory Soap. To le faire, Dichter a mené des entrevues approfondies pour comprendre ce qui a inspiré les consommateurs à acheter du savon, ainsi que leurs pensées et leurs sentiments sur le rituel de baignade. Dichter a soutenu que le bain était un rite de nettoyage inspiré par un désir de purification des souillures du monde. C'est ainsi que ce désir de pureté morale a inspiré l'achat de savon.

En tant que spécialistes du marketing, nous devrions prendre des mesures similaires pour effectuer des études de marché afin de mieux comprendre les motivations, les désirs, les souhaits etles préoccupations de nos clients ausujet d'un type de produit. Concentrez-vous sur la recherche qualitative pour comprendre à la fois consciemment et inconsciemment les valeurs et les comportements détenus, tels que les entrevues individuelles approfondies, les approches de recherche observationnelle telles que l'ethnographie, et les groupes de discussion, expliquant pourquoi les clients se comportent de la façon dont ils le font.

Vous n'êtes pas un spécialiste de l'étude de marché? Aucun souci, même la recherche d'une manière relativement scrappy, comme je parle ici, vous permettra d'obtenir cette perspicacité.

Analysez vos recherches pour comprendre votre consommateur.

Une fois que vous avez effectué vos recherches, investissez le temps et l'énergie nécessaires pour lire et relire les réponses textuelles de chaque répondant. Recherchez des tendances explicites ou implicit ce faisant. Notez, dans ces entrevues, cherchez ce qui n'a pas été dit aussi soigneusement que vous vous concentrez sur ce qui a été dit.

Faites-le en cherchant les réponses aux questions ci-dessous :

- Le produit répond aux besoins psychologiques. Si oui, qu'est-ce que ceux?
- Comment l'article contribue-t-il aux sentiments du client (p. ex., dynamisme concurrentiel, estime de soi, confort, etc.)?
- L'objet a-t-il une signification symbolique pour les clients ?
- Quelles questions les consommateurs ont-ils au sujet du groupe de produits?
- Comment les clients sont-ils influencés par des facteurs externes tels que la société et les groupes de comparaison pour évaluer votre produit ou service?

Dans le sens de l'environnement d'affaires, n'oubliez pas de considérer les résultats des questionsci-dessus pour s'assurer que les motivations des clients que vous découvrez peuvent contribuer à des idées marketing.

Avec un échantillon quantitatif, votre prochaine impulsion pourrait être de vérifier vos résultats de recherche qualitative ou de les tester par rapport à la population en général. Toutefois, les études motivationnelles ne peuvent toutefois pas être confirmées par des recherches d'enquête, surtout si elles se rapportent à des motifs implicites. Concentrez-vous plutôt sur l'évaluation des théories qui en résultent en examinant les principes de l'annonce qui discutent des diverses raisons que votre étude a découvertes.

Dans le marketing et l'image de marque, connaître les motivations des clients devient de plus en plus pertinent, et il n'est pas nécessaire de deviner ce qui motive les clients. Une recherche ciblée sur la motivation des consommateurs peut permettre à votre équipe d'élaborer des communications marketing plus efficaces et une feuille de route pour l'innovation qui sera plus susceptible de répondre aux besoins de vos clients. Ne laissez pas le motif de vosclientsdemeurer une recherche motivationnelle de conduite mystérieuse pour comprendre systématiquement et scientifiquement vos clients, ce qui augmentera vos chances de succès.

CHAPITRE 11 : LES AVANTAGES ET LES INCONVÉNIENTS DU NEUROMARKETING

Okay, vous voulez connaître le bon côté du neuromarketing et ses points faibles si vous êtes un nouveau venu sur cette planète. Nous allons vous parler des inconvénients aujourd'hui (nous vous promettons!), mais commençons par les pros d'abord.

Les pros du neuromarketing

1. Combler les lacunes

Les outils de neuromarketing peuvent facilement mettre en évidence les angles morts laissés par les méthodes traditionnelles d'étude de marché. Il fournit une meilleure compréhension du behavior desclients et des idées sur les raisons pour lesquelles ils ne sont pas « marcher leur discours » très souvent. Pour dire les choses plus simplement, le neuromarketing peut expliquer pourquoi les clients prévoient boire du thé avec du lait lorsqu'ils vont dans un café, mais commandent du café noir à leur arrivée.

Contrairement aux études de marché traditionnelles, le neuromarketing tire des données de l'information sur les clients (réponses à l'enquête) et des observations (expressions faciales, mouvements oculaires, déplacements du curseur de souris, etc.). Ces données, qui découlent principalement des réactions inconscientes des répondants, peuvent vous en dire beaucoup plus sur leurs véritables désirs et attitudes que sur les réponses consciemment contrôlées au questionnaire.

2. Connexion des réponses physiologiques au contenu

Le neuromarketing permet des liens clairs entre les réactions physiologiques et les moments vidéo spécifiques, les éléments du site Web, la conception de l'emballage, etc. La mesure de l'émotion, par exemple, peut vous fournir des informations complètes sur les réactions des répondants à des parties spécifiques d'une vidéo ou d'un matériel de marketing et ainsi vous aider à améliorer les parties qui causent une rétroaction émotionnelle négative.

3. Amélioration de la fiabilité des résultats

Le neuromarketing aide à atteindre le domaine inconscient de l'esprit du client. Il offre une meilleure compréhension du processus derrière les réponses automatiques qui se produisent au niveau subconscient de l'esprit de chaque client. L'analyse de ces réactions facilite considérablement la compréhension desschémas décisionnels des clients ([Infographies] Exactitude de la recherche : Comment obtenir une haute qualité de données?).

Les clients peuvent mentir (consciemment), mais parce qu'ils ne peuvent pas contrôler leur inconscience, leur cerveau ne peut pas. Le neuromarketing vous aide à pénétrer le domaine inconscient et à obtenir des informations plus fiables sur la motivation des clients et les réactions vraies au produit, à la conception ou à l'emballage du site Web. Pour mieux satisfaire les préférences des clients, ces informations peuvent être utilisées.

4. Rapport qualité/prix

Les nouveaux outils et logiciels numériques réduisent considérablement le prix de la recherche tout en offrant une meilleure qualité d'informations. Aujourd'hui, les outils logiciels en ligne qui peuvent être utilisés même par les amateurs d'études de marché offrent la qualité et la profondeur des idées inaccessibles il ya 15 ans et un prix inférieur pour les entreprises professionnelles d'études de marché.

Les inconvénients du neuromarketing

1. Préoccupations en matière d'éthique

C'est une questione ternal. Certaines personnes pensent que le neuromarketing est dans l'esprit des consommateurs. Ouais, un bon

psychologue fait des choses que le neuromarketing fait. Il
« apprend » les modèles de vos actions et génère des performances
intelligentes, rien de plus.

2. Disponibilité de capacités particulières

Plus vous avez de connaissances de base, plus le niveau de
connaissance que vous acquérez sera élevé. Il y a quelque temps,
pour comprendre les ondes et les graphiques que les neuro-outils
vous fournissent, il était important d'avoir un contexte scientifique.
Ce n'est pas important aujourd'hui parce que les rapports sont
devenus plus faciles à comprendre (grâce à latechnologie, bien
sûr). Mais ce que toutes ces cartes thermiques, chiffres et mesures
signifient, vous devez encore faire un effort pour le savoir. Pour
permettre aux machines de nous comprendre, il le faut !

3. Équipement coûteux

Jendeed, l'équipement pour le neuromarketing a toujours été
coûteux. Mais aujourd'hui, un ensemble complet d'équipement de
neuromarketing professionnel coûte environ 1 500 $, et non 50 000
$, grâce au développement de la technologie. C'est quand même
beaucoup d'argent, surtout pour une petite entreprise, mais c'est
beaucoup moins que les dizaines de milliers de dollars qu'elle
coûtait. La qualité de l'information que vous obtenez en utilisant de
l'équipement coûteux est exceptionnelle, mais pas aussi bonne qu'il
y a dix ans.

4. Protection de la vie privée

Tout ce buzz GDPR prouve que les gens veulent avoir plus de
contrôle sur l'information qu'ils partagent. Personne n'est vraiment
assuré par les fuites de données. C'est pourquoi nous devrions
travailler à améliorer les technologies et les méthodes de
protection des données. Et il n'y a pas que l'information que nous
obtenons avec l'aide de neuro-outils. Il est tout à fait douteux si une
incitation peut être appelée un crime pour rendre les clients plus

heureux en améliorant le produit et l'expérience d'achat. Soyez prêt, cependant, pour les individus à envisager encore des tentatives pour entrer dans le cerveau des clients qui interfèrent avec leur droit à la vie privée et la vie personnelle.

Bien sûr, les tests implicites démontreront que chaque personne dans notre bureau a une opinion préconçue sur le neuromarketing. S'Il vous plaît, ne nous jugez pas trop sévèrement ! Bien sûr, quand on parle de neuromarketing, on a l'air un peu biaisé. Mais nous l'aimons vraiment! Et nous sommes prêts à vous inspirer à essayer ces outils.

De nos jours, couper à travers l'encombrement s'est avéré être un travail extrêmement difficile, et les annonceurs sont toujours à la recherche d'un avantage.

Pour comprendre le behavior d'achat d'unclient, il est important de comprendre les origines les plus fondamentales de l'émotion humaine.

La force du neuromarketing est sa capacité à intégrer à la fois vos stratégies de marketing sortant et entrant.

Des sujets comme la fourniture d'une boisson chaude à une perspective et l'assise d'une chaise molle au cours d'une discussion de vente à l'utilisation de photographies dans les annonces pour les bébés. Autant de stratégies auxquelles notre cerveau réagit inconsciemment.

La meilleure façon d'obtenir de meilleurs résultats avec moins d'argent serait d'être conscient des tactiques de marketing qui pourraient affecter vos efforts!

CONCLUSION

La principale chose à noter est que dans la nature, les individus sont naturellement contradictoires. Les êtres humains disent parfois une chose et en font une autre, et pensent simultanément d'une façon et ressentent le contraire. Nous pouvons également tenir activement un point de vue tout en faisant inconsciemment confiance en autre chose.

Cela ne signifie pas que les hypocrites sont tous des gens. C'est juste que les humains sont des êtres dynamiques avec beaucoup d'intérêts concurrents qui vivent dans un mondeoù desmessages contradictoires noussont envoyés. En réalité, l'une des plus grandes opportunités pour les spécialistes du marketing est d'aider à atténuer ce conflit interne, soit en orientant les individus à travers leurs décisions afin qu'ils puissent prendre une décision claire ou en présentant une nouvelle alternative qui leur permet d'avoir leur gâteau et le manger aussi.

Bien que le système de traitement inconscient filtre d'abord tous les stimuli que les humains rencontrent, le processus de prise de décision consciente est également essentiel. La recherche traditionnelle en marketing nous a fourni beaucoup de renseignements utiles sur les raisons pour lesquelles les gens font les choix d'achat qu'ils font   ou pourquoi ils croient qu'ils les font.

Ainsi, bien qu'il puisse être tentant de se laisser prendre dans un débat sur le type de recherche qui nous donne de meilleures données, il serait prudent d'utiliser à la fois les spécialistes du marketing conventionnels ou neuromarketing avertis puisque chaque approche mesure des facteurs distincts et nous donne des données distinctes, qui sont tous utiles dans une certaine mesure.

CPSIA information can be obtained
at www.ICGtesting.com
Printed in the USA
BVHW090635270421
605864BV00005B/1297

9 781802 219708